迷ったときの

医者選び

がん診療編

広島

医療評価ガイド
編集部 編

南々社

まえがき

あなたの「名医」を見つけるために

医師本人や、その家族が**がん**になったときにかかりたい実力医師**93**人

がん診療に精通・定評のある実力医師を掲載〈備後エリア除く〉

　本書は、9年前に発刊した『決定版 迷ったときの医者選び 広島』の改訂版「がん診療編」です。自分や身近な人が**がん**になったときに、納得した治療を受けるための医療評価ガイドです。

　掲載医師の選定にあたっては、取材チームが各専門医に面接取材を行い、実施している最新治療の内容を聞くとともに、あわせて、同じ疾患および関連する領域の専門医を推薦してもらう方法をとっています。**掲載医師は、備後エリアは含まれていません**（下記参照）。

　推薦基準は、**「医師本人や、その家族が"がん"になったときにかかりたい専門医」**です。

信頼できる情報をより詳しく伝えるため「がん診療編」「診療科編」「備後地区編」の3分冊で刊行

　「迷ったときの医者選び広島」シリーズ（初版刊行1999年、本書で5版目）では、「がん」だけでなく、脳神経外科・循環器内科・心臓血管外

科・整形外科・生活習慣病・眼科・皮膚科・精神科など「ほぼ全診療科（一部の科は掲載なし）」の実力医師を紹介してきました。

このたび、読者に信頼できる情報を、より詳しく伝えるため「がん診療編」（本書）、「診療科編（仮）」（2020年1月刊行予定）、「備後地区編（仮）」（2020年初夏刊行予定）の、計3冊に分冊しました。

本書では、広島県内（備後地区版を除く）で、**がんについての最新治療に精通・定評のある専門医計93人を、ほぼ全身のがんについて部位別に**紹介しています。

※本書「がん診療編」は、総合病院などの専門医情報を掲載しており、開業医など
　かかりつけ医情報は、原則として掲載しておりません。地域の開業医などの情報
　は、本書・姉妹編の「迷ったときのかかりつけ医広島シリーズ」をご参照ください。

患者目線で、一人ひとりに 最適な治療をする専門医を選定

さらに、取材チームの一人ひとりが医師に会った際、**「自分や家族が患者になったときにかかりたい医師かどうか」**という視点で取材を行いました。

もちろん、推薦される医師情報に偏り（大学系列や研究グループ、上下関係など）がないよう、複数の医師から推薦情報（医師、診療内容など）を集め、それらを編集部で精査・クロスさせながら掲載医師を決定しました。

こうした地道な医師への直接取材を積み重ねることで、「アンケート」「手術数」「生存率」だけでは分からない、個々の患者に最適ながん治療を行っている専門医を選定しています。

あなたの主治医を見つけるために──本書の特色

☑ がんについて実力医師93人の最新治療や 実績・成績などを、専門医への直接取材で公開

　ほぼ全身のがんを部位別に、各専門医に直接会って取材し、収集した情報にもとづいて、最新の診断・治療法、実績・成績などを公開しています。

☑ 広島をリードする「最新治療のトップランナー」、 4人の名医（施設）を紹介!

　巻頭リポートでは、「がんゲノム医療の第一人者」「広島で受けられる最新のがん放射線治療」など、最新治療の第一人者・4人（施設）をリポート。

☑ 乳がん・婦人科がんなど、最新治療の動向を詳しく解説

乳がん・婦人科がんの掲載ページでは、女性の病気に関する最新治療の内容や検査法、日頃から気をつけたいことなどを、県下の第一人者が詳しく解説しています。

☑ より良い治療を受けるためのインタビュー記事を掲載

　巻末トピックスでは、「元気に長生きするためのヒント」「人間ドックやPET検診で気をつけたいこと」など、がんになったとき、またはがんにならないように日頃から気をつけるべきこと、本当に良い医療を受けるための心得などを、専門医たちが詳しく解説しています。

☑ 実力医師たちを、各2ページで読みやすく・分かりやすく紹介

　前回シリーズまでは、各医師を1ページで紹介していましたが、活字

を大きくして情報をより読みやすく・分かりやすく伝えるために、医師1人＝2ページで紹介しています。

本書・刊行にあたって

☑ 調査の方法

13人から構成された「医療情報取材チーム」を編成し、専門医に直接会って、治療方針や手術方法、実績・成績などを取材するとともに、信頼感・定評のある専門医の名前を可能なかぎりあげてもらい、治療レベルや医師としての姿勢などをお互いに評価してもらいました。

☑ 掲載の基準

集めた情報にもとづいて編集部で協議し、大学系列をはじめ研究会グループ、上下関係による情報の偏りなども念頭におき、できるかぎり公平に情報を検討して、掲載医師を決定しました。

〈 評価の基準 〉

① 専門医のあいだで定評があるか。

② 臨床の最前線で治療に携わっているか。

③ 患者目線で医療を実践しているか。

④ 他科や開業医とのスムーズな連携が取れているか。

☑ ご利用にあたって

本書掲載の医師は、編集部からみた「一つの評価」にすぎません。

他にも優れた医師はいます。この情報を鵜呑みにしないで、医者選びの「一つの判断材料」としてご利用ください。

contents

もくじ

迷ったときの医者選び 広島
「がん診療編」

contents

まえがき　あなたの「名医」を見つけるために ……………………… 1

巻頭リポート／広島の名医／最新治療のトップランナー　13

◆ **がんゲノム医療の最前線**
　── 県下の第一人者として最新のがん医療をけん引 …………… 14
　檜井孝夫 特任教授／広島大学病院 遺伝子診療部

◆ **最新の放射線治療でがん患者を救う**
　──専門チームと最高水準の機器を備える拠点施設 ………… 20
　永田 靖 センター長／広島がん高精度放射線治療センター

◆ **国際的権威によるリンパ浮腫の最新治療**
　── 細胞手術が可能な時代の到来へ …………………………… 24
　光嶋 勲 特任教授／広島大学病院 国際リンパ浮腫治療センター

◆ **腎臓移植で末期腎不全患者に希望を ── 不適合移植への挑戦** …… 28
　大段秀樹 教授／広島大学病院 移植外科

肺がん　33

内科系
岩本康男 主任部長／広島市民病院 腫瘍内科・通院治療センター …… 34
藤髙一慶 講師・益田 武 助教／広島大学病院 呼吸器内科 …………… 36

外科系
岡田守人 教授／広島大学病院 呼吸器外科 ……………………………… 38
松浦求樹 主任部長・藤原俊哉 部長／広島市民病院 呼吸器外科 …… 40
三村剛史 医長／呉医療センター・中国がんセンター 呼吸器外科 …… 42

消化器がん（食道がん・胃がん・大腸がん）　45

内科系
●大腸がん・胃がん・食道がん
　田中信治 教授／広島大学病院 内視鏡診療科 ………………………… 46

●胃がん・食道がん
　中川昌浩 主任部長／広島市民病院 内視鏡内科 ————————— 48

●大腸がん・胃がん・食道がん
　永田信二 主任部長／安佐市民病院 消化器内科・内視鏡内科 ————— 50

●大腸がん
　平賀裕子 部長／県立広島病院 内視鏡内科 ————————————— 52

●食道がん・胃がん・大腸がん
　佐野村洋次 部長／県立広島病院 内視鏡内科 ———————————— 54

外科系
●食道がん
　向田秀則 副院長・檜原 淳 主任部長・青木義朗 部長
　／安佐市民病院 外科 ————————————————————————— 56

●食道がん
　原野雅生 部長／広島市民病院 外科 ————————————————— 58

●胃がん
　二宮基樹 センター長／広島記念病院 消化器センター ——————— 60

●胃がん
　丁田泰宏 部長／広島市民病院 外科 ————————————————— 62

●胃がん
　田邊和照 教授／広島大学病院 消化器外科(成人健康学) ————— 64

●胃がん・食道がん
　杉山陽一 主任部長／JA広島総合病院　消化管外科 ——————— 66

●胃がん
　鈴木崇久 医長／呉医療センター・中国がんセンター 外科 ———— 68

●大腸(結腸・直腸)がん
　宮本勝也 院長／広島記念病院 外科 ————————————————— 70

●大腸(結腸・直腸)がん
　井谷史嗣 主任部長／広島市民病院 外科 ————————————— 72

●大腸がん
　香山茂平 主任部長／JA広島総合病院 消化管外科(大腸外科) ——— 74

7

☊ c o n t e n t s

肝胆膵がん　　　　　　　　　　　　77

内科系

●肝がん
相方 浩 診療准教授／広島大学病院 消化器・代謝内科 ……………… 78

●膵がん
芹川正浩 診療講師／広島大学病院 消化器・代謝内科 ……………… 80

●膵がん
藤本佳史 主任部長／JA広島総合病院 膵・胆道内科（消化器内科）……… 82

外科系

●肝がん
板本敏行　副院長・センター長
／県立広島病院 消化器センター …………………………………… 84

●肝がん
大段秀樹 教授／広島大学病院 消化器外科・移植外科 …………… 86

●膵がん・胆道がん
村上義昭 診療教授／広島大学病院 消化器外科 ………………… 88

●肝がん・胆道がん・膵がん
塩崎滋弘 副院長・松川啓義 部長／広島市民病院 外科 ………… 90

●胆道がん・膵がん
眞次康弘 部長・大下彰彦 部長／県立広島病院 消化器外科 ……… 92

●膵がん・胆道がん
首藤 毅 医長／呉医療センター・中国がんセンター 外科 …………… 94

腎臓・泌尿器・前立腺がん　　　　　　97

●泌尿器がん
松原昭郎 教授／広島大学病院 泌尿器科 ……………………… 98

●腎臓がん・前立腺がん
繁田正信 科長／呉医療センター・中国がんセンター 泌尿器科 ………… 100

●前立腺がん・腎臓がん
三田耕司 主任部長／安佐市民病院 泌尿器科 ……………………………… 102

乳がん 105

◆ 解説／乳がんになったときに安心して治療を受けるために ……… 106
角舎学行 診療准教授／広島大学病院 乳腺外科

大谷 彰一郎 主任部長・ブレストケアセンター長
／広島市民病院 乳腺外科 ……………………………………………… 110
舛本法生 診療講師／広島大学病院 乳腺外科 ……………………… 112
尾﨑慎治 部長・野間 翠 部長
／県立広島病院 消化器・乳腺・移植外科 ………………………… 114
船越真人 主任部長／安佐市民病院 乳腺外科 …………………… 116
大原正裕 主任部長／JA広島総合病院 乳腺外科 ………………… 118

◆ 座談会／女性医師からみた乳がん診療のお話 …………………… 120
恵美純子 診療医／広島大学病院 乳腺外科
土井美帆子 部長／県立広島病院 臨床腫瘍科
野間 翠 部長／県立広島病院 消化器・乳腺・移植外科
長谷川美沙 部長／JA広島総合病院 形成外科

婦人科がん 127

◆ 解説／増えている女性の病気
── 婦人科がん診療の最新動向 ……………………………………… 128
児玉順一 主任部長／広島市民病院 婦人科

◆ 解説／子宮頸がんのワクチン予防・検診と最新診療 …………… 132
藤原久也 部長／中国労災病院 産婦人科

児玉順一 主任部長／広島市民病院 婦人科 ……………………… 136
平田英司 統括医長／広島大学病院 産科婦人科 ………………… 138
白山裕子 部長／県立広島病院 産婦人科 ………………………… 140
熊谷正俊 主任部長／安佐市民病院 産婦人科 …………………… 142

contents

がん その他 ── 頭頸部がん、甲状腺がん、口腔がん、骨軟部腫瘍、皮膚がん、血液がん、小児がん　145

● 頭頸部がん
　上田 勉 准教授／広島大学病院 耳鼻咽喉科・頭頸部外科 ……………… 146
　井口郁雄 上席主任部長・江草憲太郎 主任部長・皆木正人 副部長
　／広島市民病院 耳鼻咽喉科・頭頸部外科 ……………… 148
　立川隆治 科長・西 康行 医師・大林敦人 医師
　／呉医療センター 耳鼻咽喉科・頭頸部外科 ……………… 150

● 甲状腺がん
　杉野圭三 副院長・主任部長／土谷総合病院 外科 ……………… 152

● 口腔がん・舌がん
　桐山 健 主任部長／県立広島病院 歯科・口腔外科 ……………… 154
　柿本直也 科長・教授／広島大学病院 歯科放射線科 ……………… 156

● 骨軟部腫瘍
　下瀬省二 院長／呉医療センター・中国がんセンター 整形外科 ……………… 158
　松尾俊宏 部長／県立広島病院 整形外科 ……………… 160

● 皮膚がん
　河合幹雄 診療准教授／広島大学病院 皮膚科 ……………… 162

● 血液がん（白血病・悪性リンパ腫）
　許 泰一 副院長／五日市記念病院 血液内科 ……………… 164
　片山雄太 無菌室室長・副部長
　麻奥英毅 部長
　岩戸康治 部長（検査部）
　／広島赤十字・原爆病院 血液内科部・検査部・輸血部 ……………… 166

● 小児がん
　川口浩史 診療教授・望月慎史 診療講師／広島大学病院 小児科 ……………… 168

● 小児白血病・悪性リンパ腫
　藤田直人 部長／広島赤十字・原爆病院 小児科 ……………… 170

がん各種――放射線診断・治療　173

- ●画像診断・IVR
  粟井和夫 教授／広島大学病院 放射線診断科 ……………………… 174

- ●放射線診断・治療
  廣川 裕 院長／広島平和クリニック …………………………………… 176

- ●画像診断・放射線診断
  小野千秋 副院長・主任部長／安佐市民病院 放射線診断科 ………… 178

- ●画像診断・IVR・動脈塞栓術
  富吉秀樹 部長／東広島医療センター 放射線科 ……………………… 180

- ●画像診断・IVR
  豊田尚之 中央放射線センター部長
  ／呉医療センター・中国がんセンター 放射線診断科 ……………… 182

- ●総合的診療・画像診断・内視鏡検査(治療)
  藤川光一 医師(理事)／セントラルクリニック …………………………… 184

- ●放射線診療・治療
  永田 靖 教授／広島大学病院 放射線治療科 ……………………… 186

- ●放射線治療
  松浦寛司 主任部長／広島市民病院 放射線治療科 ………………… 188

- ●放射線治療
  幸 慎太郎 科長／呉医療センター・中国がんセンター 放射線腫瘍科 …… 190

がん各種――化学療法　193

杉山一彦 教授・がん治療センター長／広島大学病院 がん化学療法科 …… 194

篠﨑勝則 主任部長／県立広島病院 臨床腫瘍科 ……………………… 196

北口聡一 主任部長(呼吸器内科部長、内科・総合診療科部長)
／安佐市民病院 腫瘍内科 ……………………………………………… 198

土井美帆子 部長／県立広島病院 臨床腫瘍科 ………………………… 200

平田泰三 科長／呉医療センター・中国がんセンター 腫瘍内科 ………… 202

contents

がん各種──緩和ケア　　　205

倉田明子 副部門長
／広島大学病院 がん治療センター 緩和ケア部門 ……………………… 206
佐伯俊成 医長・センター長（緩和ケアチーム専任精神科医）
／市立三次中央病院 緩和ケア内科・緩和ケアセンター ……………… 208
岡部智行 部長／広島市民病院　緩和ケア科 ……………………………… 210
谷口真理 副部長／安佐市民病院　緩和ケア内科 ……………………… 212
岩田尚士 院長／シムラ病院 ………………………………………………… 214

より良い治療を受けるために　　　217

◆ 病気にならず元気に長生きしていくために ……………………… 218
　土肥雪彦 施設長／シェスタ（特定医療法人あかね会 介護老人保健施設）

◆ 元気で長生きするために、歯のケアを！ ……………………………… 222
　栗原英見 科長・教授／広島大学病院 歯周診療科

◆ 歯科・医科連携による口腔ケアはがんなど全身疾患の予防に効果的
　西 裕美 診療講師
　／広島大学病院 口腔総合診療科 連携口腔ケアサポートチーム ………… 226

◆ 人間ドック・PET健診だけでは「がん」は安心できない ……… 230
　編集部

◆ がん患者が安心して自宅で最期を迎えるために ………………… 240
　小西 太 理事長／ほーむけあクリニック

◆ どこで診療を受ければよいか分からないとき・迷うとき ……… 244
　田妻 進 客員教授・病院長
　／広島大学病院 総合内科・総合診療科、JA尾道総合病院

◆ 患者さんと医療者のあり方の理想像をめざして ………………… 252
　──医療現場を読み解く視線
　伊藤英樹 教授・部長／広島大学病院 医療安全管理部

巻頭リポート

「広島の名医
——最新治療のトップランナー」

広島の名医

最新治療のトップランナー

がんゲノム医療の最前線
―県下の第一人者として最新のがん医療をけん引

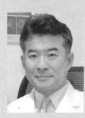

広島大学病院　遺伝子診療部
檜井 孝夫 特任教授

ひのい・たかお。1989年広島大学医学部卒。同大学院修了。米国ミシガン大学医学部（博士研究員、～2006年7月）。同年10月広島大学大学院先進医療開発科学講座助手。同内視鏡外科学講座講師、同消化器外科・移植外科診療准教授、呉医療センター外科医長・分子腫瘍研究室長などを経て、2019年4月より現職。日本外科学会、日本消化器外科学会、日本臨床腫瘍学会、日本人類遺伝学会などの各専門医・指導医。

■ 質の高いがんゲノム医療のための体制づくり

　がんゲノム医療（以下、がんゲノム）は、これまでの臓器別のがん治療とは異なり、がん患者の遺伝情報（ゲノム）を解析して患者各々に合う最適な治療法を選ぶという新しい医療で、がんの治療成績が大きく改善すると期待されている。国はがんゲノムを推進するため、公的医療保険でがんゲノムを提供できる施設として、全国に「がんゲノム医療中核拠点病院・11施設」「がんゲノム医療拠点病院・34施設」を指定し、それらと連携する「がんゲノム医療連携病院・約122施設」も選定した。

　消化器外科医として腹腔鏡手術やがん薬物療法などの豊富な臨床経験に加え、がん関連遺伝子や遺伝性腫瘍の研究・臨床に優れた実績を持つ檜井教授を擁する同院は、「がんゲノム医療拠点病院」に指定され、2019年10月から保険適用でのがんゲノムを開始。現時点では自費診療だが、リキッドバイオプシーの検査（病理検体のない患者でも遺伝子パ

ネル検査が可能）や全エクソン検査（2万種類にのぼる全遺伝子を検査）などを導入し、患者のニーズに対応している。また、次の時代を考えて、バイオバンク（手術検体などを冷凍保

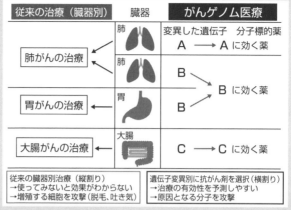

がんゲノム医療のイメージ

管して医学研究に応用）やクリニカルシーケンス（病院内の診療目的で遺伝子検査を行う）などの体制の整備を行っている。

　同教授は、自ら舵を取って優秀な人材を集め、育成にも尽力しながら質の高いがんゲノムを提供するゲノム医療センターとしての体制を整えている。

■ 大腸がん発生のメカニズムを解明

　現在、がんの多くは遺伝子の変異がきっかけで発症することが解明されている。しかし、そこに至るまでには多くの研究者ががんの原因究明と治療法の開発に挑んできた。臨床医として消化器がんの治療に取り組んできた同教授もその一人で、幼い子どもを持つ30〜40歳代のがん患者が、手術後しばらくして再発するというつらいケースに何度も遭遇した。

　「外科医としてベストは尽くしている。しかし、手術しても再発する。抗がん剤治療も完治には至らない」。こうした経験が、「なぜ再発するのか、原因を突きとめたい」という強い思いとなり、同大学院で分子細胞情報学の基礎研究終了後、米国ミシガン大学に博士研究員として留学。

８年に渡り大腸がん発生のメカニズムの研究などに取り組み、遺伝子改変マウスの技術を駆使して、大腸の正常な細胞の遺伝子に傷が１か所付くことで、少しずつがんが増殖・浸潤していくことが分かる「大腸癌における多段階発癌マウスモデル」を確立した。

研究論文は、米国の消化器分野の医療雑誌で非常に権威があり文献引用影響率が高い「Gastroenterology」「Cancer Research」「Nature Method」などの表紙にも掲載され、「この研究は、大腸がんに関わる新しい因子やメカニズムの解明を促進する。そして、発がんを促進する環境因子や薬剤に関する研究、がんの予防や治療に対する戦略を加速させると思われる」と非常に高い評価を受け、特定の遺伝子に効く分子標的薬の開発などに世界中の研究施設で広く活用されている。

■ がん遺伝子パネル検査で多数の遺伝子を一度に解析

がんゲノムでは、がん遺伝子パネル検査によってがん組織の100〜300種類の遺伝子を一度に解析し、病的変異の有無を調べる。病的変異があれば、その中からがん化を進めるドライバー遺伝子を見つけ出す。そして、この遺伝子から合成される蛋白質(分子)や、そこから出る増殖シグナルをブロックする分子標的薬を探し出して治療を行う。保険適用となるのはがん遺伝子パネル検査のみで、１回の検査価格56万円のうち患者の負担は１〜３割となる。

「保険診療になったのは、分子標的薬の開発が進んだことと、ゲノム解析装置の性能向上およびコスト低下によるものです。1980年代後半から始まった１人の人間のヒトゲノムの解読は2001年に終了したのですが、なんと13年間で3000億円をかけた国際的なプロジェクトでした。それが、遺伝子解析技術の進歩により、2015年には10万円で、しかも速いときには１〜２日で遺伝子情報が解読できるようになりました」

がん遺伝子パネル検査の情報や治療薬に対する効果などは、国立がん

研究センター内のがんゲノム情報管理センター（C-CAT）へ集約・保管され、臨床試験の質の向上、新たな診断や治療法、遺伝子解析などの研究に活用される。一方で、「市販の遺伝子検査キットによる、いわゆる"体質"遺伝子検査は、必ずしも科学的根拠があるとは言いがたいです。遺伝医学的知識のある専門家が関与しておらず、遺伝子情報がどう管理されているかも分かりません」と同教授は警告する。

■ 検査対象となる患者は限られる

がん遺伝子パネル検査は、がん患者の誰もが受けられるわけではない。対象は、①標準治療がない希少がん・原発不明がん・小児がんの患者、②局所進行・転移が認められ、標準治療が終了した（または次の治療がない状態で終了が見込まれる）固形がんの患者、③検査結果が出る4〜6週間後に、新しい薬による化学療法が受けられる余力のある患者、④解析可能ながん組織が手に入る、という条件を満たす場合に限られる。

すでに、標準治療の選択に必要な遺伝子検査（コンパニオン検査）があり、特定の遺伝子を調べ遺伝子変異に効果があるとされる承認済の分子標的薬の使用可否を判断する。肺がんをはじめ、乳がんや大腸がんでは、医師が必要と判断した場合にコンパニオン検査に基づく治療が行われているが、同教授は、標準治療の重要性について説明する。

「標準治療は、人に効くかを見る試験的な側面を持つ治験を乗り越えた、その時点での最適な治療で、副作用も把握できています。対して、がん遺伝子パネル検査で見つけ出される薬は治験の対象となるものが多く、まだ科学的根拠が確立されていない状態です。標準治療を受けずにがんゲノムで治験を探すことは、逆に、生存期間を短縮してしまう可能性があり慎重に検討する必要があります」

保険診療によるがん遺伝子パネル検査は始まったばかりだが、先行研究では、①遺伝子パネル検査を受けた約半数の患者に何らかの遺伝子変

異が見つかる、②遺伝子変異があっても使用できる薬がない場合もあり、遺伝子変異に効果のある薬剤にたどり着く割合は約1割。大半の薬剤は治験薬または適応外使用となる、③予想以上(約3％程度)に遺伝性腫瘍が見つかる、ことが分かっている。

■ 統括責任者としてエキスパートパネルを開催

　県内で保険診療によるがん遺伝子パネル検査を受けられるのは同院のほか、がんゲノム医療連携病院に指定されている県立広島病院、広島市民病院、安佐市民病院、呉医療センター、福山市民病院の5つの施設。遺伝子の解析は専門の検査機関に依頼し、検査結果は各医療機関に返され、それを基に同院がエキスパートパネル(症例検討会)を開催する。同教授は統括責任者を担っており、県内で唯一、がん薬物療法専門医・臨床遺伝専門医の資格を持つ外科専門医としてがん医療に携わってきた。

　「がん医療に対する死角がない」という大きな強みを生かし、主治医をはじめがん薬物療法専門医、臨床遺伝専門医、分子病理医、薬剤師、生物統計学専門家、情報管理士、遺伝カウンセラーなどさまざまな分野の専門家を招集し、連携病院も参加して、遺伝子変異に対して効果が期待できる分子標的薬や免疫チェックポイント阻害薬などの薬剤候補の探索や、治験参加などについて検討を重ねている。最終的に治療方針推奨のためにレポートを作成し、主治医はこれに基づいて遺伝子変異や治療法の選択などについて患者に説明を

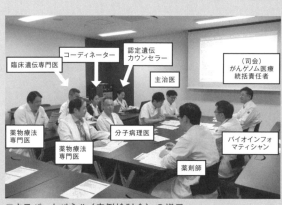

エキスパートパネル(症例検討会)の様子

行っている。

■ 遺伝カウンセリングが重要となる遺伝性腫瘍

　がん細胞に発生した遺伝子の変異はがん細胞の中でのみ起こっているため、子どもにがんが遺伝することはない。一方、遺伝性腫瘍(遺伝するがん)では、父母から受け継ぐ精子や卵子、受精卵などの生殖細胞に病的な遺伝子変異があるためがん体質になる。この場合、患者や家族は「がんになる高いリスクを抱えながら生きなければならない」という不安を持つことになるため、「それに対応するための遺伝カウンセリングがとても重要になります」と同教授は話す。

　臨床遺伝専門医らは、遺伝の仕組みや病気発症の確率、検診の重要性などについて十分に説明して理解を得られるように対話を重ねている。また、現在、医師の補佐や患者の社会的心理的サポートを行う認定遺伝カウンセラーが県内で数少ないため、同教授の働きかけにより、2021年4月に同大学院に認定遺伝カウンセラー認定養成課程が開設される予定である。

　「がんゲノムは、未来のがん医療の発展に大きく貢献しますが、個人情報であるゲノム情報の取り扱いについては、倫理的・法的・社会的諸問題に対応できる遺伝の専門家の育成や国民のゲノムリテラシーの向上などが重要で、医療関係者だけでなく社会全体で取り組んでいく必要があります」と同教授は話す。

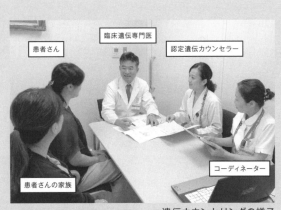

遺伝カウンセリングの様子

広島の名医

最新治療のトップランナー

最新の放射線治療でがん患者を救う
――専門チームと最高水準の機器を備える拠点施設

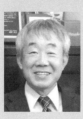

広島がん高精度放射線治療センター
永田 靖 センター長

ながた・やすし。1958年京都府生まれ。1982年京都大学医学部卒。米国ミネソタ大学留学、京大助教授を経て、2008年広島大学病院放射線治療部教授。2009年広島大学大学院放射線腫瘍学教授。2015年より広島がん高精度放射線治療センター長兼任。放射線治療専門医。

スタッフ／権丈雅浩（副センター長）・土井歓子・久保克麿・医学物理士4人・診療放射線技師10人・看護師8人（2019年4月1日現在）

■ 放射線治療の新拠点が誕生

広島県地域医療総合支援センター（広島県医師会館）に隣接する、地上2階、地下1階の「広島がん高精度放射線治療センター（ハイプラック）」。広島駅新幹線口からほど近い場所で診療を開始したのは、2015（平成27）年10月だった。「患者さんが生活スタイルを変えることなく、通院しながらがんを治せて、身体的精神的に負担の少ない先端的な放射線治療を提供することが目的でした」と永田センター長は話す。

今後、放射線治療適応患者の増加が予想される中、広島市内の4基幹病院（広島大学病院、県立広島病院、広島市民病院、広島赤十字・原爆病院）、広島県、広島市、広島県医師会の7者の合意に基づき、放射線治療に特化した無床診療所として広島県が開設した。同センターは広島県医師会が運営しており、4基幹病院から医師や診療放射線技師の派遣

を受けるなどして、広島県内の放射線治療に従事する医療スタッフの人材育成も行っている。

同センターでは、体に負担の少ない放射線治療をめざして、世界最先端の放射線治療機器を3台導入。そのうちの1台「Vero 4DRT」（三菱重工広島製作所にて製造、上写真）は、動体追尾技術（呼吸によって移動する腫瘍にピンポイントで放射線治療が可能）を搭載した県内唯一の機器で、肺がん・肝がんなどの治療に実績をあげている。

他の2台「TrueBeam-STx」「TrueBeam」も最新鋭の放射線治療装置で、転移性脳腫瘍の患者に対してはピンポイント照射を、その他の多くのがんには最先端の強度変調放射線治療を行っている。このように同センターでは、高水準の設備のもと専門のチームが治療にあたっている。

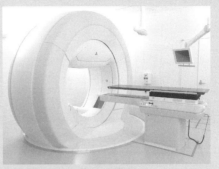

Vero4DRT（放射線治療機器）

■ 一日平均50～60人の患者を照射治療

対象となるがんは、前立腺がんや肺がん、乳がん、転移性脳腫瘍、肝臓がん、頭頸部がん、膵臓がん、原発性脳腫瘍など多岐にわたる。2018年度の疾患部位別治療の内訳は、乳房42％、前立腺21％、肺10％、肝臓7％、直腸・結腸4％などである。

最近では、一日に約50～60人の患者を治療しており、これまでに2000人を超える患者の治療を行っている。このうち、仕事をしながら通院する患者が全体の約20～30％を占めている。放射線治療は一日に1回の治療だが、小さな肺がんや肝がんの場合は4回、転移性脳腫瘍の場合は1～5回、乳がんの場合は16～25回、前立腺がんの場合には20～39回の照射が必要である。

乳がんに関しては、同センターでは強度変調放射線治療の技術を用いて、アトラスで正確にリンパ領域を確認しながら、術後の照射範囲を均一に照射するように調整している。この治療法は、国内でも最先端のレベルである。

■ 基幹病院・連携拠点病院などから積極的に受け入れ

　広島大学病院、県立広島病院、広島市民病院、広島赤十字・原爆病院の4基幹病院が、同センターに患者を紹介し、治療を行った後には紹介元の病院に「逆紹介」し、患者のフォローアップを行っている。この4病院のほかにも、県内のがん診療連携拠点病院や一般病院、診療所からも患者を受け入れている。原則的には通院が対象だが、近隣の病院などの入院患者も一部受け入れている。

　紹介元施設別では広島大学病院が最も多いが、交通の利便性も良いことから、近年は山口県東部や広島県北部などの遠方の病院からの紹介も増えている。「当初は、センターに患者を集約すると、関連施設・病院の放射線治療患者が激減することが危惧されましたが、ふたを開けてみると、当センターのみならず、他施設の放射線治療患者も増加するなど、県内全体の放射線治療の底上げにもつながっています。また、放射線治療に携わる人材育成にも大きく貢献しています」と同センター長。

　現在、地下1階には、将来的に放射線治療装置を設置できる空室が2室あるため、さらに治療実績を積み重ねた後には、最新鋭の機械の導入が期待されている。

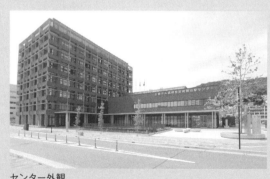
センター外観

■ 東アジア初の「ノバリス認定」を取得

がんに対する治療法は、「外科療法」「放射線療法」「薬物療法」の3つの大きな柱がある。その中でも、放射線治療は形態や機能を温存することが可能で、全身への影響が少ない低侵襲性が最大のメリット。同センター内には、患者や家族から治療に関する疑問などに答える「がん相談外来」も開設し、安心して放射線治療が受けられる環境を整えている。

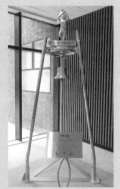

天使の鐘

同センターは2016年に、東アジアで初めて世界水準の高精度放射線治療（定位放射線治療）を行う施設として、ドイツのブレインラボ社設立の認定機関「ノバリスサークルエキスパートグループ」から認定された。また2018年には、地下1階の患者待合スペースに、国際ソロプチミスト平和広島から寄贈された「天使の鐘」が設置された（上写真）。放射線治療を一通り終えた際に、照射の完遂を祝うとともにこれまでの患者本人の努力を称え、今後生活する上での活力としてもらうために鐘を鳴らしてもらっている。患者からも「治療を頑張って良かった」との声が寄せられているという。

同センター長は「高精度放射線治療を必要とする患者さんに対して、これからも迅速かつ丁寧な治療を提供していきます。また、小児がんや大型の肝がん、難治性腫瘍に不可欠な次世代のがん放射線治療とされる陽子線治療も、できるだけ早く実現できればと思っています」と抱負を述べる。

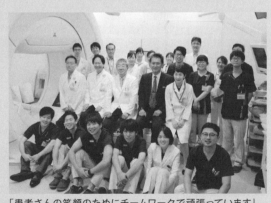

「患者さんの笑顔のためにチームワークで頑張っています」

> 広島の名医

最新治療のトップランナー

国際的権威による リンパ浮腫の最新治療
―細胞手術が可能な時代の到来へ

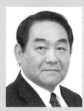

広島大学病院　国際リンパ浮腫治療センター
光嶋 勲 特任教授

こうしま・いさお。1976年鳥取大学医学部卒。東京大学医学部形成外科、筑波大学臨床医学系形成外科講師を経て1990年川崎医科大学形成外科助教授。1996年ハーバード大学留学。2000年岡山大学医学部形成再建外科教授。2004年東京大学形成外科・美容外科教授。2009～2011年国立シンガポール大学シニア・コンサルタント、2012年バルセロナ大学客員教授（～現在まで）。2017年より現職。超微小外科技術の第一人者で、国外でのライブ手術も数多く手がける。

■ 人の何倍も練習して修得したスーパーマイクロサージャリー

　リンパ浮腫は、体に溜まった老廃物を運搬するリンパ管の機能が何らかの理由で低下し、余分な水分が腕や足に溜まることによって生じる。その約8割が、子宮がんや乳がんなどの手術後にリンパ節を切除することで、リンパ管が滞って発症する。

　中でも気をつけなくてはならないのが蜂窩織炎で、重症化するとばい菌が脂肪間にカプセル状の玉を作って住みつき、免疫力が低下したときにカプセルがはじけて全身に回ってくる。そうなると、抗生物質が効かずに敗血症などで亡くなることもある。「通常は抗生物質で治るのですが、複数回にわたって抗生物質を服用することで耐性菌が発生し、ある日突然命を失うことがあります。これを、致死性リンパ浮腫と呼んでいます」

　光嶋特任教授は、滞るリンパ液を流すためにリンパ管細静脈吻合術を行っており、早期に行うほどリンパ浮腫が完治する画期的な術式である。

リンパ管は太さ0.3mmの細い管で、これを0.6mmほどの太さの細静脈と吻合する。太さ0.5mm以下の超微小手術は「スーパーマイクロサージャリー」と呼ばれ神業に等しいが、この技術は、同教授が若い頃に一日の仕事を終えた後に深夜まで、ネズミの血

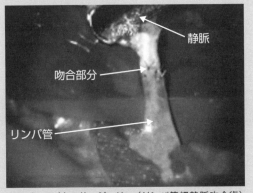

スーパーマイクロサージャリー（リンパ管細静脈吻合術）

管縫合を繰り返し練習した賜物。細くて弱いネズミの血管は少しでも手元が狂うと縫合した血管が詰まってしまうが、そうした驚異的なトレーニングの結果、当時の国内では同教授にしかできない超微小血管をつなぐ技術を習得した。

■ リンパ管静脈吻合でリンパ浮腫が劇的に改善

リンパ浮腫は、これまで弾性包帯による圧迫で症状を緩和していた。同教授がリンパ管静脈吻合を始めたとき、腕の浮腫では成功しても足の浮腫では思うような成果が出なかった。そこで、リンパ管を電子顕微鏡で観察すると、リンパ管は自ら収縮してダイナミックに動いているものの、足の浮腫や長期の浮腫になるとリンパ管を収縮させる平滑筋細胞が破壊され、再生筋細胞(収縮能力が弱い小型の筋肉細胞)が出てきていることが分かった。「できるだけ早期に、平滑筋細胞が破壊される前にリンパ管静脈吻合を行えば、リンパ浮腫は必ず良くなります」

重症の場合はリンパ管移植を行っているが、ただリンパを移植するだけでなく、リンパ管に栄養を与える血管も一緒につなげる必要があるなど、さらに高度な技術を要するため、同教授を含めて世界で数人の医師しか手がけられない技術である。

■ 早期発見に光を与えたICG蛍光検査法

　リンパ管静脈吻合手術は、できるだけ多くのリンパ管と血管をつなぐことが必要で、局所麻酔で行うため、約3時間という限られた時間内に両足で10本はつなげていく。

　同教授は、リンパ管の流れの障害程度を知るためにICG蛍光検査を開発し、この検査法を世界に普及させた。これは、蛍光色素を注射して赤外線を照射すると、リンパ液がリンパ管内を流れる様子をモニターで見ることができるため、見た目ではほとんど腫れてないリンパ浮腫でもリンパ液が溜まった場所が分かる、画期的な検査法である。「肉眼では見えないリンパ管を見つけることができるので、この時点で手術を行えば、リンパ浮腫の悪化を防ぐことができます」

■ 血管肉腫が治癒する可能性も

　リンパ管静脈吻合手術を行った患者で、血管肉腫が完治した症例も出てきた。リンパ浮腫に発生した血管肉腫は急激に症状が進行する悪性腫瘍で、患者の多くは数年で亡くなってしまう。血管の一番内側の内皮細胞が腫瘍化してしまうため、全身に転移しやすい難しいがんとして知られている。同教授がリンパ管静脈吻合の手術をした患者の5人でがんが消滅し、1人の患者は術後11年が経過し、生存率はなんと66％にのぼる。「手術をしたことで免疫不全が解消されて、がんを攻撃するキラーT細胞が活性化したのだと思います」

　同教授は、吻合手術と血管肉腫の関係性に確信を持った頃に他の症例を調べてみたところ、岡山大学で同じようにがんが消えていた患者が2人いた。

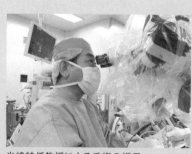

光嶋特任教授による手術の様子

そのうち1人は同教授が指導していた医師が担当し、もう1人は同教授自身が執刀していたことが分かった。「通常、血管肉腫の生存率は5〜8％ですが、今後は、この新しい治療法は世界的に広がっていくと思います」

■ 世界に誇る超微小手術を手がける

同教授は、現在主流になっている穿通枝皮弁を30歳代半ばで編み出した。穿通枝(筋肉の中を通る直径0.5mmほどの細い血管)を移植先の血管につなげることにより、乳房・顔・舌・爪・指先の再建など、あらゆる欠損部分をきれいに復元することを可能にした。「0.3mmの血管をつなぐ技術が世界の最先端です。髪の毛が0.1mmですので本当に微細な手術ですが、これは日本人として世界に誇る手術です。日本人は先の細い箸を使っているため、子どもの頃からトレーニングしているようなものですから」

これまでは50ミクロンの針しかなかったが、開発メーカーの努力により25ミクロンの針や10ミクロンの糸も完成した。これらは従来の顕微鏡では見えにくいため、8Kの高解像度内視鏡が付いたデジタルマイクロスコープが近々登場する予定で、毛髪の10分の1の大きさのものが可視化できる。また、モニターを見ながら頭を上げた状態で手術が可能なため、手術中の医師の首の負担が減らせる特徴もある。

■ 超微小血管手術支援ロボットで細胞手術時代が到来

同教授は、超微小血管・神経・リンパ管の吻合手術支援ロボットの開発にも尽力している。オランダとイタリアではすでに完成しているが、ここ最近では日本でも、練習すると人間の手と同じスピードで動く優れたロボットの登場が待たれている。このロボットが完成すると、数十ミクロンの血管が通せる可能性も出てきた。「例えば、卵細胞膜を切って縫うなど、細胞手術の時代がやって来るのではと、心からワクワクしています」と同教授は話す。

広島の名医

最新治療のトップランナー

腎臓移植で末期腎不全患者に希望を
―― 不適合移植への挑戦

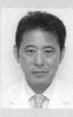

広島大学病院　移植外科
大段 秀樹 教授

おおだん・ひでき。1988年広島大学医学部卒。県立広島病院、国立循環器病センター、米国ハーバード大学留学、広島大学病院助手・講師を経て、2008年より現職。日本外科学会指導医。日本消化器外科学会消化器がん外科治療認定医・専門医・指導医。日本移植学会移植認定医。日本臨床腎移植学会腎移植認定医。

■ 腎臓機能のほぼすべてを補うことが可能

　腎臓は、一度その機能が失われると回復しない場合が多い。末期腎不全まで進行してしまうと、治療法は「透析療法（血液透析・腹膜透析）」「腎臓移植(以下、腎移植)」の2つしか選択肢がない。

　現在の主流は透析療法で、国内の透析患者数は33万人を超え(2017年末)、年々増加傾向にある。透析療法では、体内に蓄積された尿毒素と水分を除去することはできるが、造血・骨代謝・血圧調整などに関連した内分泌作用を補うことはできない。そのため、合併症を起こすリスクも高く、それが透析患者のQOL（生活の質）の低下につながっている。

　一方で腎移植は、腎臓の機能のほぼすべてを補うことができる唯一の根本的な治療法である。移植後は、少量の免疫抑制薬を継続的に服用すること以外は健常者と変わらない生活が送れる。現在では、全国的にみても非常に安定した医療になってきており、患者のQOLを考えると腎移植は理想的な

治療法といえる。

■ 日本では生体腎移植が中心

腎移植には、「献腎移植」（亡くなった人から腎臓提供を受ける）と「生体腎移植」（家族や親族に限って提供を受けられる）がある。日本では、脳死での臓器移植提供が少ないため、献腎移植を希望（登録）しても移植を受けられるまでに10 ～ 15年程度かかる。そのため、日本では生体腎移植の割合が高く、技術も進歩してきた。

2017年には生体腎移植が1544件、献腎移植が198件、合計1742件の症例があった。この数字は、2016 年の1648 件よりは増えているものの、患者全体から見るとまだまだ少ない。年間15000件以上の移植実績がある米国をはじめ、海外では腎移植は標準的治療だが、日本ではまだ普及が遅れているのが現状である。

■ 徹底して安全な手術を実施

広島大学病院消化器・移植外科では、1970年代という早い時期から腎移植を開始し、これまでに約400例を実施してきた。現在は、大段教授のもとで年間20例前後の腎移植を行っている。同教授によると、治療の選択肢として血液透析に比べて腎移植を選択しにくい背景には、いくつかの理由や誤解があるという。

その一つに、これまでは腎移植について患者が詳しく知る機会が少なかったことがある。これに関しては、診療報酬改定（2018年度）で医療機関による末期腎不全患者への腎移植の説明が要件化されたことで、現在では解消されつつある。

また、日本では献腎移植を希望しても待機期間が平均15年と長いため、移植はどうしても生体腎移植が中心になる。しかし、透析治療も選択肢とし

てあるため、多くの人が健康な人間の体から臓器を摘出することへの抵抗感を抱くのではないだろうか。実際に、その手術の危険性やダメージの大きさについて、同教授は次のように話す。

「人の体には腎臓が2つあり、そのうち1つを提供しても、残りの1つが健康を維持するだけの働きをします。特に腎移植の場合は、提供者の健康や腎臓機能に関して厳密に詳しく検査を行い、安全性をしっかりと担保した上で移植のGOサインを出すので、当科では、これまでに腎臓を提供した人がその後腎不全になったという例はありません」

腎移植は手術手技的にも確立されており、肝臓移植などと比較すると安全な手術の部類に入る。提供者の腎臓摘出は、4～5センチ程度の創が1か所だけで済み(ミニマム創手術)、体への負担も少なく(低侵襲)、1週間～10日程度の入院で普通の生活に戻ることができる。提供を受ける人は、腸骨窩に第3の腎臓を移植し、3～4週間入院して万全の感染症対策を行う。退院してからも半永久的に、少量の免疫抑制薬を飲み続ける必要はあるが、常にマスク着用ということはなく、退院後は普通の日常生活が送ることができる。

同院では、移植した腎臓が正常に働いている確率は、5年後で98％以上、10年後で95％以上で(下図)、もともと糖尿病から腎不全になった患者は、移植後も管理が悪いとまた糖尿病になるため、同院では糖尿病内科や腎臓内科と連携して治療に当たっている。

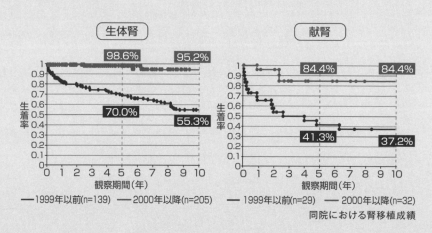

同院における腎移植成績

■ 医療技術の進歩で不適合移植が増加

もう一つ、腎移植で誤解が多いのが「血液型が異なると移植を受けられない」と思われていることにある。

「確かに、当初は免疫抑制薬の種類も少なく、腎臓提供者と提供を受ける人の血液型が一致していないと腎移植を受けられない時代もありました。しかし、現在は多くの新しい免疫抑制薬が導入され、さまざまな抑制薬を組み合わせることで副作用を少なく抑え、投与量も減らすことができ、安全に投薬できるようになりました。免疫抑制薬の発達により治療成績が向上し、どんな血液型の組み合わせでも腎移植が受けられるようになっています」

かつては、白血球の型のHLAが合っている方が移植成績が良いといわれていたが、現在では、適合していなくても遜色のない移植成績になってきているという。血液型不適合腎移植は、生体腎移植の多い日本がパイオニア的な役割を果たしてきており、夫婦間など血液型不適合腎移植の数は年々増加し、現在では国内の腎移植患者の約4分の1を占めている。

ただし、提供される側の血清と提供者のリンパ球で反応を調べる「リンパ球クロスマッチ検査」をして、陽性だと拒絶反応が強く起きるため、移植はできないとされている。このクロスマッチ陽性は、輸血や妊娠などが原因で、他者のHLA型に対する抗体ができてしまっている場合に起こりやすいと考えられている。

同教授は、リツキシマブとボルテゾミブを使い、クロスマッチテスト陽性であっても腎移植を可能にする抗体除去の治療（脱感作療法）の臨床研究に取り組んでいる。段階的に免疫抑制治療を行うことで、移植までの治療期間は長くなるが安全は高まるという。

長い人では治療に3年くらいかかることもあるが、腎移植は完全に不可能とされていた人が辛抱強く治療して、これまでに18例移植できている。この治療は、現在、国内で広島大学病院でのみ行われているため、同教授のもとには、遠くは北海道など全国から移植を希望する患者が来院している。

肺がん

広島市立広島市民病院
腫瘍内科・通院治療センター

岩本 康男 主任部長

広島市中区基町 7-33
TEL 082-221-2291

【スタッフ】沖川佳子・庄田浩康（呼吸器内科主任部長）・益田 健・高山裕介・三島祥平

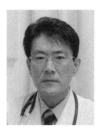

いわもと・やすお
1992年愛媛大学医学部卒。吉島病院（内科）、国立がんセンター研究所薬効試験部を経て、1999年広島市民病院呼吸器科着任。同院通院治療センター部長兼呼吸器内科部長を経て、2014年腫瘍内科主任部長。2018年通院治療センター主任部長兼任。

実績・成績
肺がん新患数／約200人（2018年）
外来化学療法／約200人（月間）

治療
肺がん・固形がん治療のスペシャリスト

　同科では、抗がん剤や分子標的治療薬、免疫チェックポイント阻害薬などを使って、肺がんを中心とした診療を提供している。

　近年のがん治療における薬物療法の進歩はめざましく、毎年のように新しい薬剤が開発されている。肺がんに対する薬物療法は進行したがんのみに行うだけでなく、転移はないものの手術が困難な部位の肺がんに対して放射線治療を併用することや、手術後に再発を防ぐ目的で投与することもある。

患者ごとの治療方針は基本的に学会のガイドラインに準拠し、週3回行われるカンファレンスで決定している。このうち、月・木曜は呼吸器内科と腫瘍内科で、水曜は呼吸器外科・放射線治療科・病理診断科との合同カンファレンスを行っている。

　分子標的治療薬は、がんの増殖に関与している特定の遺伝子に作用して増殖を抑える。一方、免疫チェックポイント阻害剤は、がん細胞が免疫細胞にかけているブレーキを解除し、患者自身が本来持っている免疫の力でがん細胞を攻撃するメカニズムである。非小細胞がんに加えて小細胞がんについても、抗がん剤と免疫チェックポイント阻害剤の併用が、診断後に初めて行う一次治療（ファーストライン治療）になっている。

　同院の強みは、免疫チェックポイント阻害薬や分子標的治療薬、新規抗がん剤の臨床試験や治験に数多く取り組んでいることにある。通院治療センターの責任者でもある岩本主任部長は、治療成績の向上を目標に、NPO法人西日本がん研究機構の理事や呼吸器委員会の委員のほか、教育広報活動委員会の副委員長なども担当。より優れた肺がん治療の確立をめざして、多施設共同臨床試験にも積極的に参加している。

　また同科では、患者一人ひとりの社会的背景や人生観などを配慮・吟味しながら治療を行っている。

肺がん

化学療法・放射線治療

岩本主任部長からのアドバイス

当院では、全国トップレベルの実力をもつ呼吸器外科や放射線治療科、病理診断科と垣根のない緊密な連携で治療を行っています。受診の際は、必ずかかりつけ医から地域医療連携室を通じて予約の上、紹介状と画像を持参してください。

外来診療日

岩本（腫瘍内科）／火・木曜
高山／月曜、岩本／火曜、庄田／水曜、益田／金曜、三島／木曜
（以上、呼吸器内科）　※いずれも午前・午後

広島大学病院　呼吸器内科

藤髙 一慶 講師
益田 武 助教

広島市南区霞1-2-3
TEL 082-257-5555

【スタッフ】服部 登・濱田泰伸・岩本博志・中島 拓・宮本真太郎・堀益 靖・坂本信二郎・山口覚博

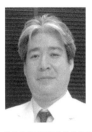

ふじたか・かずのり
1993年広島大学医学部卒。米国テキサス大学MD Anderson Cancer Center留学、広島大学病院呼吸器内科助手を経て、2014年より現職。日本呼吸器学会呼吸器専門医・指導医。日本呼吸器内視鏡学会気管支鏡専門医・指導医。日本内科学会指導医。

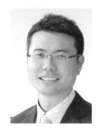

ますだ・たけし
2004年広島大学医学部卒。広島大学第二内科（呼吸器内科）入局。2014年より現職。日本呼吸器学会呼吸器専門医。日本呼吸器内視鏡学会気管支鏡専門医。日本内科学会総合内科専門医。日本癌治療認定医機構がん治療認定医。

実績・成績
肺がん新規患者数／125人
化学療法・化学放射線療法／61人
呼吸器内視鏡検査数／376例　　　　　　　（以上、科、2018年）

治療
抗がん剤・分子標的治療薬・免疫療法を駆使した治療を提供

　同科では、同大学病院放射線治療科や呼吸器外科との連携を緊密にしながら、集学的な治療を行っている。症例ごとに合同カンファレンスを行うなど、各々の患者に対するスムーズな医療を提供し、肺がんに対する高いレベルの治療を実践している。

　原発性非小細胞肺がんに対しては、抗がん剤治療に加え、イレッサなどの分子標的薬や免疫チェックポイント阻害剤による免疫療法を実施。2016年か

らは肺がん治療薬にオプジーボが承認され、これまで以上に免疫療法に力を入れている。

今後、免疫治療薬による治療はますます拡大していくが、どの程度効果が期待できるのか、しっかりと見極める必要がある。免疫治療薬はこれまでの治療とは異なり、複数臓器にわたる副作用が現われるケースがあるため、その対策として内分泌内科や神経内科、消化器内科との連携も重要になる。

肺がんは、病期によって第Ⅰ期から第Ⅳ期に分けられる。これまで肺がんの第Ⅲ期の局所進行肺がんのケースでは、放射線療法に抗がん剤の併用を行って経過をみていた。現在は、免疫治療薬としてイミフィンジを約1年間投与することで、再発までの期間を延ばすほか、根治率を高めるなど再発の抑制に効果をあげている。また第Ⅳ期の患者に対しても、免疫治療薬の効果が長期にわたり続くケースもある。しかし、免疫療法の効果が得られない場合もあるため、免疫療法の効果が得られる患者を治療前に同定する研究も進められている。

同院では、新しい治療方法の開発のための臨床試験の実施にも力を入れている。全国規模の研究グループで行われている臨床試験に、患者の同意が得られれば、参加してもらっており、さらに同院が主体となって県内の関連病院とともに、治療薬の効果や副作用発現の予測因子を同定する臨床研究を行っている。

また、間質性肺炎を合併している肺がん患者に化学療法や免疫療法を実施すると、間質性肺炎の急激な増悪を起こす場合があるため、より安全に実施可能な治療法の開発も行っている。

藤髙講師・益田助教からのアドバイス

複数の科と連携を図りながら、適正な治療を提供しております。受診の際には、かかりつけ医の紹介状や精密検査の必要性が記載された書類を持参してください。効率の良い受診につながります。

外来診療日

火・金曜（午前・午後／藤髙）（午前／益田）

広島大学病院　呼吸器外科

岡田 守人 教授

広島市南区霞1-2-3
TEL 082-257-5555

【スタッフ】宮田義浩・津谷康大・見前隆洋

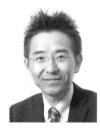

おかだ・もりひと
1988年奈良県立医科大学卒。神戸大学第2外科入局、神戸大大学院医学研究科修了、米国コロンビア大学胸部心臓外科留学、兵庫県がんセンター呼吸器外科科長を経て、2007年広島大学着任とともに現職。日本胸部外科学会理事。日本呼吸器外科学会理事。日本肺癌学会理事等。環境省中央環境審議会専門委員。

実績・成績　呼吸器手術／3000件超（岡田、通算）
※ロボット支援手術・ハイブリッド胸腔鏡手術・縮小手術に精通。悪性胸膜中皮腫の外科治療で全国屈指。

治療
世界で最頻用の手術書に国内で唯一紹介される専門医

　肺がんは、罹患率・死亡率ともに高く難治がんの一つ。岡田教授はこの手ごわい相手に、長尺クーパー（長さ約30cmの医療用ハサミ）を「逆さ持ち」という握り方で自在に操り病巣に挑んでおり、また、自らが開発したハイブリッドVATS（胸腔鏡手術）による区域切除も行っている。
　VATSは、従来の開胸手術と比べて創が小さく筋肉や肋骨を切断しないため、術後の痛みや肺機能の悪化が軽減される。皮膚切開は2か所、長さはそれぞれ1cmの胸腔鏡挿入口と4～5cmの手術操作口で、肺がんの99％に対して行っている。

これまでの肺がん手術では、小さな腫瘍であってもそれが存在する肺葉を完全に取り除くことが標準だったが、現在では小型肺がんであれば、区域切除や部分切除で完全切除できるようになった。このため、2cm以下の小さい肺がんに対しては、肺活量の温存や術後の生活レベルの向上を目的に、呼吸機能温存手術を施行。この縮小手術に胸腔鏡手術を組み合わせることは、体に究極にやさしい肺がん手術で、早期の小型肺がんに対する根治的縮小手術の5年生存率は9割を超えている。

2018年4月から、ダビンチによる肺がんのロボット支援手術も保険適用になった。同院の保険適用前でのロボット支援手術数は国内トップで、今後も積極的に導入する予定だ。

同教授は国際的な評価も高い。2000ページを超える厚さの『ピアソン胸部・食道外科』は、世界中の胸部外科を学ぶ者にとってバイブル的な教科書だが、その冒頭の「胸部外科手術の歴史と発展」の章で、同教授が日本人で唯一紹介されている。また、「総合診療医ドクターG」(NHK)「これが世界のスーパードクター」(TBS) などのテレビ番組や、文藝春秋・週刊朝日などの雑誌にも頻回に取り上げられている。

岡田教授からのアドバイス

自分の病気・治療を十分に理解するためには、セカンドオピニオンも活用しながら多くの専門家の話をよく聞いて、自分自身で治療方針を決めることが重要です。
理解せず、「先生に全てお任せします」は避けましょう。

外来診療日

月・水曜（午前）

広島市立広島市民病院　呼吸器外科

松浦 求樹 主任部長
藤原 俊哉 部長

広島市中区基町 7-33
TEL 082-221-2291

【スタッフ】岡田真典・中村龍二・久保友次郎

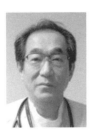

まつうら・もとき
1982年岡山大学第二外科入局。1990年広島市民病院呼吸器外科着任。2009年より現職。1993年岡山大学医学博士取得。

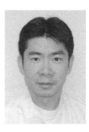

ふじわら・としや
1997年4月岡山大学第一外科入局。2006年広島市民病院呼吸器外科着任。2013年より現職。2006年岡山大学医学博士取得。萌芽的先端医療技術推進研究推進事業によりMDアンダーソン癌センター（米国）派遣。

実績・成績　呼吸器外科全般・胸腔鏡手術／350件、肺がん手術／200〜220件（以上、科、年）
藤原部長は肺がん、縦隔腫瘍に対してロボット支援手術を手掛ける。2017年より医療技術等国際展開推進事業に参画し、東南アジア拠点を通じた臨床部門における人材育成を行っている。

治療
患者の意思を尊重し的確なチーム医療を

　現在、呼吸器外科手術の約9割が胸腔鏡手術である。胸をいくつか小さく切開し、医療用カメラや鉗子を挿入して行う方法で、良性疾患やⅠ期の肺がんに適応とされてきたが、現在では、多少進行していても肺がんと周辺のリンパ節を切除することが可能となっており、開胸手術と同様の成果を得られている。一方、気管支形成や肺動脈形成、壁合併切除

など複雑な手術が必要な場合は、開胸で行い、安全・確実に完全切除を目指す。

手術の前に抗がん剤や放射線治療を行うこともあり、肺がん治療において最も大切なのは、外科・内科・放射線科・麻酔科などとの連携である。そのため術前カンファレンスはとても重要で、ガイドラインを考慮しつつ、患者一人ひとりに最適と考えられる治療法を選択し、チーム医療を行っている。

肺がん患者の高齢化が進む中、手術が過大な侵襲になることが予想される高齢者や、大きさが1.5cmに満たない明らかに進行が遅い腫瘍では、手術は行わず経過観察する場合もあり、家族や本人と相談して希望を聞きながら治療方針を決めている。また、患者の多くは喫煙者のため、始めに禁煙指導を行い、特に手術前は2週間〜1か月間の禁煙期間を置くことを鉄則としている。

同院ではダビンチによるロボット支援手術を開始しており、今後、増えていくと考えられる。

縦隔腫瘍、特に悪性胸腺腫は多くの症例を手掛けてきており、縦隔腫瘍もほとんどが胸腔鏡下に摘出が可能となっている。気胸は突発的に発症するため、夜間や休日に同院の救急外来を受診する患者は多く、同科が治療を担当することになる。外来で経過観察することもあるが、入院胸腔ドレナージを行い、再発や難治症例の場合は胸腔鏡手術を行うことになる。

松浦主任部長・藤原部長からのアドバイス

禁煙や食事面など、健康のためにはある程度の節制が大切です。肺がんになってからでは遅いのです。また、肺がんは早期発見できれば根治が期待できますので、欠かさずに健診を受けてください。

外来診療日

月・水曜（松浦）、金曜（藤原）　※診察には紹介状がある方がスムーズ

肺がん

胸腔鏡手術・開胸手術・ロボット支援手術

国立病院機構 呉医療センター・中国がんセンター　呼吸器外科
三村 剛史 医長

呉市青山町 3-1
TEL 0823-22-3111

【スタッフ】山下芳典科長・平井裕也

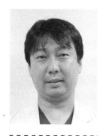

みむら・たけし
1999年富山医科薬科大学卒。2007年神戸大学大学院医学系研究科卒。神戸大学病院、兵庫県立成人病センター、広島大学病院、米国ミシガン大学留学などを経て、2016年より現職。医学博士。日本外科学会指導医・専門医。呼吸器外科専門医。日本肺癌学会評議員。日本がん治療認定医。広島大学医学部臨床准教授。など

実績・成績　呼吸器外科手術（2018年）／205例（3D胸腔鏡下手術195例含む、肺がん手術は140例）

治療
肺がん手術の高度な技術を持つ、3D胸腔鏡下手術の第一人者

　同院は呼吸器外科専門医合同委員会の基幹施設として、呼吸器外科専門医（2人）が常駐しており、三村医長は日本外科学会指導医や呼吸器外科専門医などの資格を持つ。

　原発性肺がんでは、肺癌診療ガイドラインに沿った標準治療を基本に根治性と肺機能温存を念頭に置きながら、患者各々の状態に応じた最適な手術法を選択している。他科との連携にも力を入れており、呼吸器合同カンファレンス(呼吸器内科医・放射線診断医・病理医も参加)で進行肺がんなど患者各々の病態を十分に検討し、より質の高い医療を提供している。

　同医長は、兵庫県立成人病センターや広島大学病院での豊富な手術経

験を基に低侵襲（体に負担の少ない）な胸腔鏡下手術（VATS）を積極的に取り入れており、現在では、原発性肺がんや転移性肺がん、気胸、縦隔腫瘍など胸部領域全般において、傷の小さなVATSでの手術を行っている。0.5〜3cmほどの穴を3〜4か所開けて患部の切除を行うため、患者にとっても見た目の傷の大きさだけでなく、早期回復や術後の痛みの軽減により、入院期間も大幅に短縮される。

　また最大の特徴として、3D内視鏡システムを使用したVATS（3D-VATS）を施行している。3Dメガネをかけることにより、モニターで胸腔内を立体的に見ることができ、従来のVATSの弱点であった奥行き感や立体感覚の欠如が克服された。肺がんの標準術式である肺葉切除はもとより、肺を温存するための肺区域切除や気管支形成など、手術の難易度が上がるほど3D-VATSの有効性は増していき、手術時間の短縮や出血量減少などの安全性向上に貢献している。

　同科では、3D-VATSの手術件数は国内有数であるとともに、同医長は積極的に3D-VATSに関する学会発表や論文執筆を行い、一定の評価を受けている。また、同医長は医師育成教育に定評があり、広島県の呼吸器外科医師育成にも貢献している。さらに、地域での講演会や研修会を開催するなど、地域の医療連携にも力を入れており、昨年の呼吸器外科手術件数は200例を超えた。

三村医長からのアドバイス

患者さんが病気に不安を抱えるのは当然だと思います。そこで、ご自身の病状や治療・手術内容について、理解を少しでも深めて臨んでいただきたいと考えています。心配なことや分かりにくいことは、何でもお聞きください。

外来診療日

三村医長／月・水曜（各午前）・木曜（午後）
山下科長／月曜（午後）・木曜（午前）、平井医員／木曜（午前）

肺がん

胸腔鏡下手術（3D-VATS）

消化器がん
──食道がん・胃がん・大腸がん

広島大学病院　内視鏡診療科

田中 信治 教授

広島市南区霞 1-2-3
TEL 082-257-5555

【スタッフ】上野義隆・日山 亨・岡 志郎・卜部祐司・松尾泰治・林 亮平・保田智之・
弓削 亮・小刀崇弘・二宮悠樹・檜山雄一・住元 旭

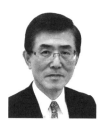

たなか・しんじ
1984年広島大学医学部卒。北九州総合病院内科、広島大学第一内科医員、国立がんセンター病院(現中央病院)内視鏡部、広島大学病院光学医療診療部助教授(副部長)、同部長などを経て、2007年より現職。現在、副病院長、IBDセンター長兼任。

実績・成績 小腸内視鏡検査／513件、大腸内視鏡検査／5440件、食道がん内視鏡治療／107件、胃がん内視鏡治療／203件、大腸ESD／202件

(以上、2018年)

治療
消化管内視鏡診断・治療のエキスパート

　田中教授は、消化器内視鏡による検査・治療の国内の第一人者でありエキスパート。大腸がん治療のガイドライン作成に関してもリーダー的存在として尽力している。
　同科では、世界で最先端の消化器内視鏡による診断・治療を行っており、食道がん、胃がん、小腸・大腸がんに対する診断と内視鏡治療の実績は、国際的にも高く評価されている。カプセル内視鏡やダブルバルーン内視鏡による全小腸の診断や治療も積極的に行っており、すべての消

化管疾患領域で最先端の内視鏡診療を苦痛なく受けることが可能。

　早期の悪性大腸腫瘍に対する粘膜下層剥離術(ESD)として、食道・胃ESDに続き、大腸ESDも保険適用になった（2012年）。現在、食道と胃に関してはESDが主流になっているが、大腸では内視鏡的粘膜切除術(EMR)も行われる。大腸ESDの適応は悪性腫瘍に限られているが、大腸ではがんだけでなく、前がん病変である良性腫瘍も治療しており、EMRを選択するのは最大径2cm以下の腺腫や鋸歯状病変などである。

　また、新たな大腸疾患の検査・診断機器として大腸カプセル内視鏡が保険適用になった（2014年）。幅11mm・長さ26mmの一般的な薬のカプセルの形状をしたカプセル内視鏡は、水と一緒に飲み込み、腸管内部を進みながら内蔵の小型カメラで体内を撮影。カプセルの通過による不快感がないため、日常生活を送りながら検査が可能である。

　炎症性腸疾患に合併する大腸がんの早期診断や内視鏡治療に関しても、最先端の診療を提供している。

　2013年9月に同院の新外来診療棟がオープンし、地下1階に放射線部門と隣接する形で新しい内視鏡診療科が開設された。面積1100㎡という国内トップクラスの新しい内視鏡室には、消化管内視鏡室（7部屋）と十分なスペースの透視内視鏡室（2部屋）が設置され、モニタリングルームではすべての検査室の内視鏡画像と室内の状況がモニタリングできる。また、リカバリールームも完備している。

田中教授からのアドバイス

がんは症状が出たときには手遅れの状態が多く、症状がないうちに検診を受け早期発見することが重要です。食道・胃・大腸であれば、手術せずに内視鏡で摘除して根治できることが多く、検査の際の痛みも鎮静剤の効果があるため安心して受けられます。

外来診療日

水曜（午前・午後）、金曜（午前）／消化器・代謝内科

大腸がん・胃がん・食道がん

内視鏡治療

広島市立広島市民病院　内視鏡内科

中川 昌浩 主任部長

広島市中区基町 7-33
TEL 082-221-2291

【スタッフ】國弘真己・平尾 謙・宮原孝治・森藤由記・河野吉泰・高田斎文・後藤田達洋

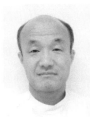

なかがわ・まさひろ
1987年大分医科大学医学部卒。岡山大学病院、広島通信病院、岡山済生会総合病院、岡山大学病院を経て、1994年より広島市民病院内科。2013年より現職。日本内科学会認定医。日本消化器内視鏡学会専門医・指導医。日本消化器病学会専門医・指導医。日本消化管学会胃腸科専門医・指導医。

実績・成績　胃ESD／176件、食道ESD／45件、咽頭ESD／6件（以上、中川、2018年）
胃ESD／248件、食道ESD／66件、咽頭ESD／9件（以上、科、2018年）

治療
ハイレベルな内視鏡治療で早期胃がん・食道がんに優れた成績

　同科の上部消化管領域では、特に胃がん・食道がんの診療に尽力している。画像強調内視鏡であるNBI（Narrow Band Imaging）拡大観察や色素内視鏡、超音波内視鏡などを駆使し、胃がん・食道がんの早期発見や正確な診断に努め、リンパ節転移の可能性が低いと判断した病変はESD（内視鏡的粘膜下層剥離術）により治療する。

　ESDは2006年に保険適用となり広く行われるようになったが、病変の大きさや状態、存在部位によって難易度は著しく異なり、確実な内視鏡治療は術者の経験と技量に依るところが大きい。中川主任部長は2001年に中国地方で最初にESDを開始し、これまで2600例以上の症例を経験しており、突出した技

術に基づく優れた治療成績は他院の医師からも高く評価されている。

同科での病変の一括完全切除率はほぼ100%であり、これまで治療した3800例のうち遺残再発（いざん）は初期の1件のみ。胃がん・食道がんは多発することも多く、内視鏡治療対象となる病変が同時期に複数あればESDにより全て切除する。一方、その後に発生する異時性多発は再発とは異なるが、その都度治療が必要となる。

ESDの主な偶発症には、病変切除後にできる人工的潰瘍（かいよう）からの後出血や治療中の穿孔（せんこう）がある。偶発症は過失がなくてもある程度の頻度（ひんど）で起こるが、同科での偶発症率は一般的な発生率よりも低く、発生時には迅速かつ適切に対処している。また、昨今の高齢化により心・脳疾患などで抗血栓薬（こうけっせんやく）を服用する患者が増えているが、ガイドラインに沿って極力休薬せずにESDを施行している。

胃がんの発生にはピロリ菌が大きく関与している。除菌治療により胃がんのリスクは減るもののゼロにはならないため、除菌治療後も新たな病変発見も踏まえた、年1回の内視鏡による経過観察を勧めている。しかし、除菌後に発見される胃がんは、がんの内部に正常な上皮が混在するなどの形態変化により、発見が難しいことがあるという。

同科は臨床研究にも積極的に取り組んでおり、JCOG（Japan Clinical Oncology Group／日本臨床腫瘍研究グループ）消化器内視鏡グループに中国地方で最初に参加し、消化管がんに対する内視鏡治療の新たな指針を作成するために活動している。

中川主任部長からのアドバイス

胃がん・食道がんの早期発見のために、内視鏡での検査は大変有用です。ピロリ菌除菌により胃がんになる可能性は低くなりますが、ゼロにはなりません。除菌後も定期的な内視鏡検査は継続してください。また、飲酒で顔が赤くなる人、特に昔はなっていたが今はならない人は、食道がんのリスクが高いので、過度な飲酒や喫煙は避けましょう。

外来診療日

月・木曜

胃がん・食道がん

内視鏡治療

大腸がん・胃がん・食道がん

内視鏡治療

広島市立安佐市民病院　消化器内科・内視鏡内科

永田 信二 主任部長

広島市安佐北区可部南 2-1-1
TEL 082-815-5211

【スタッフ】向井伸一・福本 晃・青山大輝・朝山直樹・鴫田賢次郎

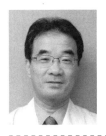

ながた・しんじ
1993年産業医科大学医学部医学科卒。広島大学附属病院、県立広島病院などを経て、2003年より安佐市民病院内科・内視鏡科副部長。2015年より現職。日本消化器病学会評議員。日本消化器内視鏡学会学術評議員。日本大腸肛門病学会評議員。日本大腸検査学会評議員。日本内科学会中国支部評議員。

実績・成績　治療総計／2816例：大腸ESD（内視鏡的粘膜下層剥離術）171例（2019年1～9月）、大腸EMR（内視鏡的粘膜切除術）約1038例、胃ESD 201例など
検査総計／12456例：上部内視鏡検査6427例、大腸内視鏡検査5018例など
(以上、科)

治療
大腸がん西日本1位の実績。安心できる内視鏡治療を実践

　同院は、大腸がん患者の"頼れる"病院として全国的に知名度が高い。内視鏡治療・外科手術・化学療法を合わせた大腸がん診断症例数は601例（2017年）で、全国7位、西日本1位の実績を誇る。
　永田主任部長は、大腸を中心に胃や食道の内視鏡診断・治療を手がける。中でも、大腸がんの内視鏡切除術のエキスパートで、「下部直腸がんで筋肉の浅い層までの浸潤ならば、なんとか取ります」という言葉は力強い。同院の大腸の内視鏡治療は1184例（2018年）で、2006年のス

タート以来最も多く、年を追うごとに増加している（内訳：内視鏡的粘膜下層剥離術(ESD)／146例、内視鏡的粘膜切除術(EMR)／1038例）。

胃・食道のESDは257例で、こちらも過去最高。特に、比較的大きな病変も一括切除できるESDに力を注いでおり、大腸がんの累計は約920例、胃がんは約2200例を数える（〜2018年）。がんの正確な病理組織評価に欠かせない一括切除率は、大腸がんが95％、胃がんが98.6％。さらに、内視鏡治療のデメリットといえる出血や穿孔などによる偶発症は１％未満で、患者にとって安心安全な治療を提供している。

大腸がんは、高齢化や食生活の欧米化などにより患者が増加している。2017年の死亡者数は１位の肺がんについで多いほか、がん登録推進法に基づく全国がん登録では、2016年に新たにがんと診断された延べ99万5132人のうち、大腸がんが15万8127人でトップ。

「高齢社会を迎え、大腸がんの治療は年齢などの患者背景を考慮して、内視鏡による局所切除で機能温存しつつ、特に下部直腸がんでは抗がん剤や放射線治療などを併用するケースもあります」と同主任部長は話す。

同院の消化器内科・内視鏡内科は、１日平均の外来患者数が約100人、入院数が約50人と多く、内視鏡検査・治療までの待ち期間が長い。そのため、2019年７月に内視鏡センターの検査室を増設して（4→5室）、内視鏡治療の適応である患者に対しては、紹介後、迅速に内視鏡切除できる体制を整えてがんと対峙している。

永田医師からのアドバイス

大腸・胃・食道のがんは、早期発見できれば内視鏡切除で根治できます。早期発見のために、ぜひ内視鏡検査を定期的に受けてください。痛い、怖いという方には鎮静剤や鎮痛剤を使いますので、安心して受診していただけます。

外来診療日

火曜（午前・午後）

県立広島病院　内視鏡内科

平賀 裕子 部長

広島市南区宇品神田 1-5-54
TEL 082-254-1818

【スタッフ】渡邉千之・平本智樹・佐野村洋次・東山 真

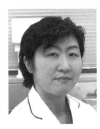

ひらが・ゆうこ
1990年広島大学医学部医学科卒。1997年三菱三原病院(内科)、1999年広島記念病院(内科)、2003年国立国際医療センター(消化器科)、2005年呉共済病院(消化器内科)を経て、2009年より現職。日本内科学会総合内科専門医、日本消化器病学会専門医・指導医、日本消化器内視鏡学会指導医。

実績・成績　下部消化管(大腸)内視鏡検査総数／3438件
うちESD／61件、EMR・ポリペクトミー／630件（2018年）

治療
初期の大腸がんの内視鏡治療 ESD・EMR に実績

　初期の大腸がんの半数以上は、内視鏡的粘膜切除術（EMR）で治療可能である。EMRは、がんの真下に生理食塩水やヒアルロン酸を注射し、がんをプクッと持ち上げておいて、スネアと呼ばれる投げ縄のような円形のワイヤーで縛って、電気で焼き切る手術。大腸の表面には知覚神経はないので痛くも熱くもない。切除した病変は内視鏡で回収して固定し、病理診断に回す。その病理診断結果で、内視鏡治療だけで十分かどうかの判定を行う。

　大腸がん治療は一括切除が原則。病変によっては内視鏡的粘膜下層剥離術（ESD）を行うケースもある。EMRは短時間で終了し、基本的には日帰り手術で入院の必要もない。それに比べてESDは5日程度の入院が必要となるが、

外科手術でしか取れないと思われた病変がESDによって治せることもある。

　同科の特徴は、NBI・BLIや拡大内視鏡、超音波内視鏡など、数種類の検査法を駆使して、一気に精密検査を行えること。がんの領域診断や深達度診断を行うと同時に、スコープの操作性をはじめとした内視鏡治療前のシミュレーションも実施し、内視鏡治療を第一に提案するか、外科手術を勧めるかを、専門外科医とも連携しながら決定する。「その病変に対して、過不足のない治療を提案して安全に行うことがモットーです」と平賀部長。

　内視鏡治療を行う場合、これまでの経験をもとに、まずEMRで可能かESDにするかの判断をし、使用するスコープや局注剤、スネアの種類、スコープの先端に付けるフード、切開剥離に使用するデバイス(道具)などを治療プランに合わせて選択する。これらの選択に加えて、手術時の体位も、安全に内視鏡治療を成功させる上で重要となる。

　同科には、合併症のリスクが高い患者も開業医などから数多く紹介されてくる。「さまざまな症例に起こり得るシチュエーションを想定して、治療プランを準備しておくことが大切。選択の引き出しが多いのと、熱心なスタッフが見守ってサポートしてくれるのが、うちの特徴です。大腸がん治療のガイドラインを準拠しつつ、病変ファーストではなく患者さん自身にとってのファーストな治療を、話し合いながら患者さん自身に選択してもらって、納得した治療を受けていただきたいと思っています」

平賀部長からのアドバイス

内視鏡検査は機器の進歩により、ずいぶん楽な検査になってきています。検査が怖ければ、ウトウトした状態でも受けられます。おしりを見られるのが恥ずかしいと言われることもありますが、内視鏡医は大腸の中にしか興味がなく、おしりはそんなに気にしません。内視鏡医の性別を指定しても構いません。ですから、便潜血検査が陽性になったら、必ず内視鏡検査を受けてください。

外来診療日

火曜（午前・午後）

大腸がん

内視鏡治療（ESD・EMR・ポリペクトミー）

県立広島病院　内視鏡内科

佐野村 洋次 部長

広島市南区宇品神田 1-5-54
TEL 082-254-1818

【スタッフ】渡邉千之・平賀裕子・平本智樹・東山 真

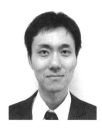

さのむら・ようじ

2002年広島大学医学部医学科卒業。2012年、広島大学大学院修了、博士（医学）を取得。2015年、広島大学病院内視鏡診療科 助教。2017年、同 診療講師。2018年、県立広島病院 内視鏡内科部長、現在に至る。日本消化器内視鏡学会指導医、日本消化器病学会指導医、日本内科学会総合内科専門医。

実績・成績　食道がん、胃がん、大腸がん治療（ESD）／約200件
　　　　　　　胃、十二指腸、大腸ポリープ治療（EMR・ポリペクトミー）／約600件
（以上、科、年間）

治療
早期の消化管がんに対する内視鏡治療に多くの実績

　同科では食道、胃、十二指腸、大腸など消化管の早期がん治療として、ESD（内視鏡的粘膜下層剥離術）、EMR（内視鏡的粘膜切除術）、ポリペクトミーなどの内視鏡治療を多数施行している。

　これらの内視鏡治療は、初期のがん（悪性腫瘍）や腺腫などの良性腫瘍を対象とするが、ESDでは10cmを超えるような大きな腫瘍でも、深くまで浸潤するがんでなければ切除が可能だ。リンパ節などへ転移している可能性の高いがんに対しては、外科的な手術や抗がん剤治療、放射線治療などが選択される。

同院では、内科、外科、放射線科、臨床腫瘍科、病理診断科、緩和ケア科の医師、看護師が週一回集まり、消化器がんに関して「キャンサーボード」と呼ばれるカンファレンスを行っている。キャンサーボードでは、「内視鏡による切除にするか外科手術にするか」「抗がん剤治療や放射線治療を行うか」など、患者ごとに最善の治療方針を検討する。がんの進行度によっては、各診療科の医師が直接協議して、綿密な対話から治療方針を決めることも多い。

内視鏡検査では、通常の内視鏡観察に加え、NBIなどの特殊光を用いた観察で、がんの早期発見や範囲診断、深達度診断を行う。がんの状況によっては、超音波内視鏡検査で、がんがどの程度深くまで及んでいるか精密に検査する。さらに、CTなどほかの検査をふまえて、内視鏡治療の適応かどうかを総合的に判断している。また内視鏡治療後には、切除したがんの顕微鏡による病理診断を基に、追加治療の必要性の有無を検討し、転移の可能性がある場合は、外科手術や抗がん剤治療など他科との連携を図って、一人ひとりに合った最善の治療を提供している。

2cmまでの大腸ポリープでは、EMRやポリペクトミーと呼ばれる内視鏡治療を行う。内視鏡下にスネアと呼ばれる丸いワイヤーを用いて、ポリープを囲むように切除する方法だ。

佐野村部長は消化管がんの早期発見や、がん検診についての啓発活動を行う傍ら、次世代の育成を目指し、ESD、EMRのハンズオンセミナーなどで、若手医師の手技の向上に努めている。

佐野村部長からのアドバイス

腹痛や胸焼けなど消化器の症状があれば、早めに検査や診察を受けることが大切です。近年、胃がんに対する内視鏡検診も始まっており、がん検診の案内が来ましたら、ぜひ受けることをお勧めします。

外来診療日

月曜（※紹介状をご持参ください）

広島市立安佐市民病院　外科

向田 秀則 副院長
檜原 淳 主任部長　　青木 義朗 部長

広島市安佐北区可部南 2-1-1
TEL 082-815-5211

【スタッフ】看護師41人・事務1人

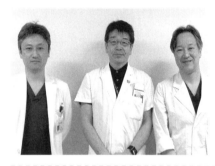

むかいだ・ひでのり（中）
1983年広島大学医学部卒。米国クレイトン大学（留学）、広島市民病院を経て、1997年より安佐市民病院。2016年より現職。

ひはら・じゅん（右）
1990年広島大学医学部卒。安佐市民病院、米国カリフォルニア大学サンディエゴ校（留学）、広島大学病院などを経て、2016年より現職。

あおき・よしろう（左）
2001年広島大学医学部卒。済生会広島病院、九州がんセンター、米国ミシガン大学（留学）などを経て、2017年より現職。

実績・成績 食道がん切除再建術／19例（以上、向田、2018年）

治療
外科治療のスペシャリスト3人体制で患者をサポート

　食道がんは扁平上皮がんが9割を占め、がんの中では比較的進行が早い傾向にある。治療法としては、手術治療・放射線治療・抗がん剤治療を組み合わせて行っており、ステージⅠでは化学放射線治療・手術治療の両方を患者に提示。その際、メリットとデメリットを丁寧に説明して選択してもらうよう心がけている。ステージⅡ・Ⅲでは、手術前シスプラチンとフルオロウラシル（5-FU）を2コース実施するのが標準治療。ステージⅣに関し

ては、ドセタキセルなどを追加したより強力な化学療法や放射線治療を行ったあとに、切除可能となれば外科切除を行っている。

また近年、免疫チェックポイント阻害剤など保険適用の期待できる薬も登場している。同院は、日本臨床腫瘍研究グループ（JCOG）のがん臨床試験に参加して、患者により最適な医療を提供している。

食道は、大動脈・気管・肺・心臓・肝臓といった多くの重要な臓器や神経に接しているため、手術は極めて複雑で困難といわれている。以前は、手術は大きく胸やお腹を開けて行っていたが、ここ数年は、胸腔鏡や腹腔鏡を併用した食道切除・再建術を導入し、1cm程度の小さな傷が数か所での手術が可能になり、精密なモニターで細部まで鮮明に見極めることができるようになった。手術時間は長くなったが、開胸手術と比べて出血や呼吸器合併症、手術後の痛みが少なく、患者の負担も大きく軽減している。

「当院には、手術支援ロボット（ダヴィンチ）が整備されており、2023年までには食道がん手術治療での導入も考えています。3D画像や高度な技術が可能になるため、メリットも大きいと思います」と向田副院長は話す。同院では、食道がんのスペシャリストが3人在籍しており、チームで治療にあたっているのも大きな強みだ。

食道がんの治療中は、筋肉量が減少するサルコペニアの症状が起こる患者も多い。サルコペニアになると手術後の合併症リスクを起こしやすく、生存期間も短くなる傾向がある。同院では、術前から口腔ケア・リハビリ・栄養士などのスタッフが、食事がスムーズにいくようサポートを行っている。

向田副院長からのアドバイス

食道がんは早期発見が何よりも大切です。早期ならば根治する可能性も十分にあります。アルコールを飲むと顔が真っ赤になる方や、タバコを吸う方は食道がんのリスクが高くなります。定期的に検診を受けるようにしましょう。

外来診療日

向田／月・木曜、檜原／金曜、青木／水曜

食道がん

外科手術・胸腔鏡手術

広島市立広島市民病院　外科

原野 雅生 部長

広島市中区基町 7-33
TEL 082-221-2291

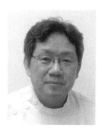

はらの・まさお
1991年岡山大学卒。岡山大学病院などを経て、2001年から現職。日本外科学会専門医。
日本食道学会食道科認定医。日本静脈経腸栄養学会認定医・評議員。

実績・成績　食道がん手術症例／28例
　　　　　　　手術後の5年生存率／約60%

(以上、2018年)

治療
外科・放射線治療科・内視鏡内科の連携による総合力で好成績

　国内の食道がんの約9割が扁平上皮がん(内側の粘膜に発生)で、ほとんどの場合、喫煙や飲酒の習慣が原因。50歳代以上で発病することが多く、その時点で煙草や飲酒を辞めている場合でも、それまでの蓄積があるため喫煙や飲酒を長年してきた人は発病の可能性が高い。
　一方、近年増えてきているのが食道胃接合がん(食道と胃の境目にできる)で、欧米風の高脂肪食や夕食を食べてすぐに寝るような、現代のライフスタイルが原因とされる。食道がんは、胃がんや大腸がんと比べて予後の悪いがんとされてきたが、治療法や周術期管理の進歩により、治療成績は格段に向上している。

食道がんの治療法は、大別して手術療法と放射線・化学療法の二つがある。同院では、原野部長が中心となり、外科医・放射線治療医・内視鏡内科医・放射線診断医・緩和ケア医・薬剤師らが集まって合同カンファレンスを開き、患者の症状を詳細に把握して必要な治療法を振り分けていく。

例えば、発見が遅れてがんが大動脈や気管に浸潤(しんじゅん)している場合やリンパ節転移が高度の場合、術前に放射線・抗がん剤治療をした後で外科手術を行うなど、科の垣根を越えて綿密な連携が取れることが特徴。食道がんの手術は体への負担が大きく、少しでも負担を軽減するため、開腹創や開胸創(手術の際の傷)をできるだけ小さくする鏡視下手術(胸腔鏡手術(きょうくうきょうしゅじゅつ))を行っている。術後は、人口呼吸器を装着してICUで管理し、状態が安定してから一般病棟へ戻る。術後管理の徹底で合併症の発生頻度は下がっており、一般的に3～4週間程度で退院が可能である。

食道がんは、状態が進行してから見つかることが多く、その時点で食欲が落ちて栄養状態が悪化している患者も多い。同院ではしっかりした栄養療法を行い、退院後のQOLも維持するため、生活全般に関する社会的サービスの提供や術後の経過観察も綿密に行っている。外来(問診検査等)・治療・入院中・退院後まで、同じ医師が一貫して患者に関わっているため安心できる。

こうした取り組みが実り、同院での5年生存率は5割を超え、全国トップレベルの6割に近づいており、再発した場合も早期発見で完治する患者が増加している。

原野外科部長からのアドバイス

代謝酵素(たいしゃこうそ)を持たない人(飲酒すると顔が赤くなる)が飲酒や喫煙を続けると、普通の人の196倍の確率で食道がんになります。心当たりのある人は、毎年、内視鏡検査を受けるようにしましょう。この体質を持つ若い人は、始めからお酒や煙草に手を出さないことが一番です。

外来診療日

月曜

食道がん

外科手術・放射線治療・化学療法

広島記念病院　消化器センター
二宮 基樹 センター長

広島市中区本川町1-4-3
TEL 082-292-1271

【スタッフ】坂下吉弘・豊田和宏

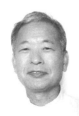

にのみや・もとき
1977年岡山大学医学部卒。1993年広島市民病院外科着任、2009年同院副院長。2016年同院退職後、広島記念病院消化器センター長に就任。日本消化器外科学会および日本外科学会の専門医・指導医。2006～13年日本胃癌学会ガイドライン検討委員、2014～15年第87回日本胃癌学会会長。

実績・成績　胃がんの外科的手術／85例（うち腹腔鏡による早期がんの機能温存手術5例〈噴門側胃切除術・観音開き法による再建2例、幽門保存胃切除術3例〉）、進行がんの開腹手術／48例

（以上、科、2017年）

治療
患者に最適な治療法を追求する胃がん治療の権威

　胃がん治療は日本胃癌学会で治療ガイドラインが定められ、その時点での安全性と有効性が最も高いとされる治療法が標準治療として推奨されている。胃がん治療に25年以上取り組み1629件超の手術を行い、ガイドラインの検討委員も長年務めた二宮センター長は、患者のQOLや生命予後を改善する治療に尽力している。

　早期がんでリンパ節転移がない症例には、根治性を損なわずに胃の周りの自律神経や、胃の貯留・蠕動機能をできるだけ残す機能温存手術を

腹腔鏡下で積極的に行っている。胃上部のがんには、噴門側胃切除後の再建手技に観音開き法を用い、逆流性食道炎を防いでいる。胃中部のがんには、胃の中ほどを切除し上方と下方をつなぐ幽門保存胃切除術を行っている。同センター長は1993年から機能温存手術を行い、この分野をリードしてきた。

腹腔鏡の進化は目覚ましいが、有効性についてまだ十分に検証されていないため、早期がんには腹腔鏡手術を、また進行がんには、標準治療である開腹手術で対応している。

一方、これまで手術適応外であった重度のリンパ節転移や腹膜播種、肝転移などがある高度進行がんには、化学療法と外科手術を組み合わせたコンバージョンセラピーを治療戦略に組み入れている。これは手術不能な進行がんに対して化学療法を行い、効果があれば切除手術を実施するもので、化学療法だけでは限界のあった難治性のがんに、新しい方向性を示す治療法として注目されている。

同センター長は、内科・外科・放射線科などが参加する消化器カンファレンスを毎週主宰。科の垣根を超えて協議し、患者ごとに最適な治療戦略を立てている。また後進育成のために、胃がん治療に関して外科医として培ってきた経験を後進に伝える「広島胃癌臨床セミナー」を2016年から開催している。

二宮センター長からのアドバイス

胃がんの治療を決定するにあたって、セカンドオピニオンは大切です。難しい症例では方針が異なる場合もありますので、迷われたらまずは、主治医にご相談ください。

外来診療日

火・木曜（午前）

広島市立広島市民病院　外科

丁田 泰宏 部長

広島市中区基町 7-33
TEL082-221-2291

【スタッフ】石田道拡・久保田哲史

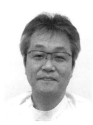

ちょうだ・やすひろ
1998年岡山大学卒。岡山大学第一外科入局。関連病院勤務を経て、2009年広島市民病院外科着任。2014年より現職。日本内視鏡外科学会技術認定取得医（胃）。日本胃癌学会代議員。

実績・成績　胃がん手術数／199例（早期がん88例、進行がん111例）
5年生存率／99.3%（StageⅠ）、87.2%（Ⅱ）、62.3%（Ⅲ）、20.1%（Ⅳ）
(以上、科、2018年)

治療
胃の機能温存を重視。コンバージョン手術にも注力

　胃がんの治療は、日本胃癌学会で定められた治療ガイドラインがあり、全国的に標準化されている。近年は、ピロリ菌の除菌や内視鏡によるがん検診が進んでいるため、進行胃がん患者は減少傾向にある。早期の胃がんについては、胃内視鏡を用いた手術（ESD）となるものもあるが、リンパ節への転移が疑われる場合は外科手術が必要。また、進行胃がんに対しては外科手術が基本である。

　同院では、「機能温存手術」を伝統的に行っており、幽門保存胃切除（幽門機能を温存した手術）や噴門側胃切除・観音開き法再建（噴門機能を再

建する手術）を積極的に行い、少しでも胃を大きく残すことや機能を残すことを考えながら術式を決定している。これらの機能を温存することで、術後に体重が増加しやすく、栄養状態も良くなると丁田部長は考える。観音開き法は、食道の下端を胃粘膜層に埋め込むことで胃の逆流症を防ぐことができ、患者の生活の質(QOL)を保つことにつながる。

　がんが大きい場合や、リンパ節転移が高度な場合は開腹手術となるが、それ以外は腹腔鏡手術を選択することも多い。また患者と相談の上、手術支援ロボット「ダヴィンチ」を選択することもある。

　高度に進行した胃がんには抗がん剤治療を行うことになる。最近は抗がん剤の種類も増え、また副作用を極力少なくする薬剤も増えて、以前よりは抗がん剤治療の効果が上がっている。

　転移や再発した胃がんに対しても、抗がん剤治療が効いて切除可能となれば、積極的に切除(コンバージョン手術)を考慮して、少しでも胃がんを根治することを目指している。「完全に切除するためには、それを行うタイミングが重要です」と同部長は話す。

　切除が不可能な場合でも、優れた抗がん剤の効果で長期にがんと共存することも可能となってきており、麻薬などの緩和医療と並行して抗がん剤治療を継続することもできる。

　「胃がん治療もどんどん進化しており、最新の知見を持って治療にあたることが大事です」

丁田部長からのアドバイス

誰でもがんになるとショックを受けますが、諦めないことが重要です。患者さんと医師が諦めなければ、治癒が見えてきます。もちろん早期発見も重要ですので、定期的に検診を受けましょう。

外来診療日

火・金曜

胃がん

外科手術

広島大学病院　消化器外科（成人健康学）
田邊 和照 教授

広島市南区霞町 1-2-3
TEL 082-257-5555

【スタッフ】佐伯吉弘・山本悠司

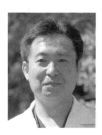

たなべ・かずあき
1994年広島大学卒、広島大学原医研外科入局。2003年広島大学大学院博士課程修了、医学博士。広島市民病院などを経て、2015年広島大学大学院消化器・移植外科准教授。2019年より現職。

実績・成績 胃がん手術件数／101件、うち腹腔鏡手術73件

（以上、田邊、2018年）

治療
保険適用の手術支援ロボットを積極的に活用

　近年の胃がんの患者数は、全体的には減少傾向だが、ピロリ菌保有者以外の胃がん患者は徐々に増加傾向で、これらは40〜50歳代の若年層に多く、女性も増加傾向にある。

　田邊教授は、胃がん治療ガイドラインに準じて手術を行う中で、患者の70〜75％については腹腔鏡手術（腹部に5〜12mmの穴を開けて内視鏡を使ってがんを切除）を実施し、高度進行がんやがんの転移が認められる場合では開腹手術を選択。主な術式としては幽門側胃切除（がんの場所によって胃の出口を切除）、胃全摘手術、噴門側胃切除（胃の入り口を切除）の3通りあり、胃の切除と同時に周辺のリンパ節や脂肪組織

も切除する。

　さらに同院では、2018年から保険適用となった手術支援ロボット「ダヴィンチ」を使用している。ダヴィンチは、「患部が３Ｄ画像で確認できる」「腹腔鏡手術に比べて人間の関節と同様のしなやかな動きが可能」「手ぶれが少ない」「画像を拡大しながら手術が行える」などの利点があり、腹腔鏡手術に比べてより繊細な手術が可能なため使用を推進している。同教授は、合格率約20％という日本内視鏡外科学会技術認定医の資格を持っており、ダヴィンチの操作についても熟練した技術を持つ。

　胃がんの手術では、胃の切除と同時に一定の範囲のリンパ節も郭清（かくせい）（切除）するが、範囲を超えた転移が認められた際には手術で全てを取り除くことは不可能なため、その場合は抗がん剤を使用した化学療法でがんを小さくした上で、可能なタイミングを見て手術を行う術前化学療法や放射線療法なども取り入れている。

　また、同教授が行っている外科治療として、高度肥満による外科治療もある。これは、高度肥満（BMI35以上）の患者について、内科の医師と連携しながら運動や食事療法と合わせて、胃の一部を切除して体重減少をめざすもの。年間約10例の実績を持ち、これは広島県下では同教授のみが行うことのできる手術である。

胃がん

外科手術

田邊教授からのアドバイス

早期発見・治療を行える意味では、がん検診は重要です。できれば、内視鏡検査を行う方がより確実です。早期であれば治療の選択肢も増えるため、必ずがん検診を行いましょう。

外来診療日

月・金曜（午前・午後）、水曜（午前）

JA広島総合病院　消化管外科

杉山 陽一 主任部長

廿日市市地御前 1-3-3
TEL 0829-36-3111

【スタッフ】中光篤志・今村祐司・佐々木秀・香山茂平・田崎達也

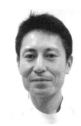

すぎやま・よういち
1997年愛媛大学医学部卒。呉医療センター、市立三次中央病院、広島大学病院、安佐市民病院などを経て、2013年JA広島総合病院外科部長。2017年より現職。食道・胃の手術を担当。日本内視鏡外科学会技術認定医（胃）。胃癌学会代議員。がん治療認定医。

実績・成績　手術数（胃がん）／500例以上（10年間）
　　　　　　　胃がん手術症例数／70例、うち腹腔鏡38例（以上、2018年）

治療
胃の機能温存を考慮した縮小手術に高い実績

　胃がんはステージにより治療法がさまざまで、早期がんに対する外科的治療は開腹または腹腔鏡による手術、進行がんに対しては手術と化学療法の併用が一般的。近年、高齢者の胃がんが増えており、治療の際には患者一人ひとりに合わせた丁寧な対応が必要である。
　高齢になると心臓疾患や糖尿病、高血圧、腎障害といったさまざまな併存疾患を持つ患者が多いため、病気の根治性だけでなく、周術期合併症や術後の食事摂取の問題、ADL（日常生活動作）の維持が重要になってくる。同院では術後早期回復プログラム（ERAS）を導入し、栄養士や

理学療法士が介入して、術前術後の栄養管理から呼吸器リハビリ、口腔ケア、運動まできめ細やかなサポートを行っている。

杉山主任部長は腹腔鏡の技術認定医を取得しており、早期がんに対して、傷が小さく術後の痛みも少ない腹腔鏡手術を積極的に導入。標準的な術式である幽門側胃切除術(胃の下部３分の２程度を切除する方法)や胃全摘以外に、胃の機能温存を考慮した幽門保存胃切除術（胃の入り口と出口を保存する方法）、噴門側胃切除術(胃の上部３分の１程度を切除する方法)を採用している。

「患者さんの術後の生活を考えると、できるだけ食べる機能を残す温存手術にしたいです。粘膜下腫瘍や、内視鏡で切除しにくい胃の入り口付近にできた早期がんは、腹腔鏡と内視鏡を併用して腫瘍だけを切り取る手術(LECS)も行っています」

同主任部長は腹腔鏡の技術認定医だけでなく、食道科認定医として食道の手術も担当する上部消化管のエキスパート。近年増加傾向の接合部がんなど、食道・胃の両方の範囲にがんがある症例の手術にも対応している。「食道がんの手術は、胸やお腹、首と広範囲にわたるため患者さんの負担も大きく、最も難しい手術の一つです。一番気を付けているのが合併症。食道再建の際は縫合不全を防ぐため、必ず再建臓器の血流評価を行うなど細部にわたって気を配っています」

ステージ４では化学療法による治療が中心となるが、化学療法が奏効した場合には手術で根治をめざす治療も行っている。

杉山陽一主任部長からのアドバイス

胃がんの治療では、近年、新しい免疫療法も適応となり、従来の手術や化学療法に加えて治療の選択肢は広がっています。自分に合った最適な治療を受けるためには、胃がん治療の専門医にご相談ください。

外来診療日

水・金曜（午前）※初診の方は紹介状必須

国立病院機構 呉医療センター・中国がんセンター　外科
鈴木 崇久 医長

呉市青山町3-1
TEL 0823-22-3111

【スタッフ】田澤宏文・河毛利顕

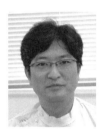

すずき・たかひさ
1998年広島大学医学部卒。広島共立病院、広島市立安佐市民病院、済生会広島病院、県立広島病院などを経て、2015年10月より現職。2018年10月より臨床研修センター部長補佐を兼務。日本外科学会専門医・指導医、日本消化器外科学会専門医・指導医、日本内視鏡外科学会技術認定医〈胃〉・評議員など。

実績・成績　手術件数／食道18例（うち切除・再建術14例〈すべて鏡視下手術〉）、胃・十二指腸123例（うち悪性・切除術100例〈鏡視下手術64例〉）
（以上、科、2018年）

治療
腹腔鏡による幽門保存胃切除術・噴門側胃切除術などに定評

　胃がんに対する手術が適切かどうかは、がんの病期と患者の全身状態で決まる。手術で切除するのは、病巣を含めた胃と胃周辺のリンパ節。主に遠隔転移のないステージⅠからⅢの胃がん患者が対象となる。
　呉地区では独居の高齢患者が多く、同科では、歯科や栄養科、リハビリ科とチームを組み、栄養状態などもチェックしている。また、切除が困難な患者でも、一定期間の抗がん剤治療を行い、切除が可能となれば手術を行う。

同科ではガイドラインに沿いながら、ステージⅢまでは胃全摘を含めて、術後の回復が早いとされる腹腔鏡手術の割合を大きくしている。

幽門保存胃切除術は、胃中部に存在する早期胃がんで、胃の出口（幽門）を残す切除術。食べ物がすぐに十二指腸へ流れ込まないようにし、また十二指腸液の逆流を防ぐことで、術後の生活の質の向上を図っている。

噴門側胃切除術は、胃上部の胃がんで、3分の2以上の胃を温存できるものが対象。この手術では、食道と胃の間の逆流防止の機構を切除する必要があり、術後に胃酸の逆流が起こることが問題で、手術前と同じような生活ができるよう再建することが重要となる。同科では逆流などの後遺症を予防するために、観音開き法と呼ばれる吻合を行っている。

近年、胃がん領域においてサイラムザやオプジーボ、キイトルーダなど、有効性が期待できる新規抗がん剤がようやく承認された。高齢者や食欲不振の患者が多い中、治療継続にあたっては決してあきらめず、無理がないよう患者と相談しながら、これらの抗がん剤を選択している。

広島県のがん治療向上に貢献するため、県内の医療機関が一体となって、がんの外科治療や薬物療法に関する臨床試験を推進するのが、NPO法人広島臨床腫瘍外科研究グループ（HiSCO）である。胃がんの肝転移例（ステージⅣ）に対し、化学療法を先行して行い、治癒切除が可能と判断された場合には肝転移巣および胃原発巣切除を実施する臨床試験を、鈴木医長は責任者として行っている。

鈴木医長からのアドバイス

胃がんは抗がん剤が効くようになったので、たとえステージが進んでいても諦めないでください。ただ、基本は早期発見、早期治療です。何もないことを確認する意味でも、定期的に検査を受けてください。

外来診療日

火曜（午前・午後）、金曜（午前）

胃がん

腹腔鏡手術・開腹手術・化学療法

広島記念病院　外科
宮本 勝也 院長

広島市中区本川町 1-4-3
TEL 082-292-1271

【スタッフ】小林弘典

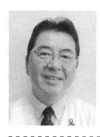

みやもと・かつなり
1984年広島大学医学部卒。広島大学医学部第一外科入局。1992年米国ミネソタ大学留学。1994年広島記念病院外科着任。麻酔科、消化器外科・内視鏡外科などを経て、2013年診療部長、2014年副院長。2015年より現職。日本外科学会専門医、広島大学医学部臨床教授。

実績・成績　大腸がん手術／150〜160例（年間、うち9割以上が腹腔鏡手術）
腹腔鏡手術／延べ800例以上（宮本）
※5年生存率ステージⅠ98％、Ⅱ99％、Ⅲa 93％、Ⅲb 74％、Ⅳ 17％

治療
高い質の腹腔鏡手術で機能温存に尽力

　大腸がんの腹腔鏡手術は、国内では約20年前、早期がんに対して導入されたが、安全性、低侵襲性などが検証され、近年では進行がんにも適応が拡大されている。特殊な医療器具を操作するため、高い質を保つには経験と技術が必要。

　早くからこの手術に取り組み、これまで800例超の経験を有する宮本院長は「腸閉塞ではない、高度の癒着がない、腫瘍が巨大でない、他臓器に浸潤していない」症例に対して、同科の小林医長とともに積極的に腹腔鏡手術を行っている。

手術は腹部に1〜2cmの穴を5か所あけ、腹腔内に高性能カメラと器具を挿入。モニターに映し出された鮮明で精密な画像を見ながら、リンパ節や腸管の切除を行う。術野が拡大されるため神経や細かな血管を見逃すことなく、出血の少ない的確な手術ができる。肝臓などに転移がある場合も、まず腹腔鏡下で大腸を切除し、その後に抗がん剤治療をすることで、予後が良くなるケースもあるという。

直腸がん手術では、この拡大視効果がより発揮される。狭い骨盤内に神経や血管が入り組んでおり難易度が高いが、開腹では見えない部位も捉えることができるため、肛門を締める筋肉を合併切除して肛門の機能を残す手術が可能となっている。

下部直腸がんの場合は、網の目のように走る自律神経を温存しながらリンパ節を切除する、腹腔鏡下側方リンパ節郭清も積極的に行っている。高度で緻密な手技を要するため、放射線治療を選択する施設が多い中、同院長は切除できるがんは手術で取り切る方針で、良好な成績をあげている。

同院は2016年に消化器センターを開設。内科、外科の医師が合同で検討会を開き、個々の患者に即した有効かつ安全な治療法を選択している。加えて迅速な治療を目指し、手術が必要な場合は、初診から2週間以内の実施を原則としている。

宮本院長からのアドバイス

便検査は簡単な検査ですが精度が高いので、1年に1回必ず受けておけば、進行がんになることは少ないと思います。

外来診療日

月・木曜（午前・午後）

大腸（結腸・直腸）がん

腹腔鏡手術

広島市立広島市民病院　外科

井谷 史嗣 主任部長

広島市中区基町 7-33
TEL 082-221-2291

【スタッフ】中野敢友・吉満政義・原野雅生・矢野琢也・岡島正純

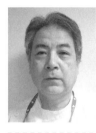

いだに・ひとし
1985年岡山大学医学部卒、同第一外科入局。博士号取得。玉島中央病院、福山市民病院などを経て、2013年広島市民病院着任。2016年より現職。日本外科学会・日本消化器外科学会各専門医・指導医。日本消化器内視鏡学会・日本消化器病学会各専門医。日本内視鏡外科学会技術認定取得。岡山大学医学部臨床教授。

実績・成績　大腸がん手術／79例、その他（食道裂孔ヘルニア、そけい・腹壁ヘルニアなど）／23例
肝転移・肺転移のある切除困難なstageⅣ大腸がんに対して根治をめざした集学的治療を施行。　　　　　　　　　　　（以上、井谷、2018年）

治療
卓越した技術で難易度の高い進行がんの治療に高い実績

　大腸がんの腹腔鏡手術に豊富な臨床経験と卓越した技術を持つ井谷主任部長は、深くて狭い骨盤内にある高難度の直腸（ちょくちょう）がんや、遠隔転移のあるステージⅣの進行がんの治療に対して、治癒をめざして積極的に取り組み優れた成績を上げている。
　直腸がんは、手術のクオリティーで再発率に大きな差が出ることが明らかになっている。同主任部長は、これまで行ってきた直腸間膜（かんまく）全切除やリンパ節郭清（かくせい）に加え、直腸がんの治療成績に特に直結するがん周囲のマージン（CRMの確保）を適切に行うために術前診断を確実に行い、CRMの確保が難しい場合は、術前化学放射線療法などによりがんを縮小後に確実に切除することを心がけている。

再発抑制には、致命的な合併症の軽減も重要。縫合不全（がん切除後に縫い合わせた腸がさまざまな原因で上手く接合しない）には、術後の抗がん剤が使えず再発率も高くなるが、通常10～15％の割合で起こって再手術が必要な場合もある。同主任部長は、高度な手技で腸のつなぎ目の弱い部分を腹腔鏡で縫合補強するなどの工夫を行い、過去5年間の縫合不全率は1％以下と全国トップクラスの成績。また、一般的には14％程度あるとされる手術部位の感染率も4％以下で、手術および周術期管理の質の高さを証明している。

　同主任部長は、遠隔転移（肝臓や肺など）のあるステージⅣの進行がんでも決してあきらめず、がんを可能な限り取り切って治すことをめざしている。例えば、がんにより腸が閉塞して肝臓や肺に転移もある場合、①人工肛門造設で閉塞を解除、②分子標的薬などを使ってがんを縮小し、転移巣の状況により肝臓のがん切除を先行、③原発巣→肺の転移巣の切除という順で手術を行うなど、的確な抗がん剤の使用と生命維持に必要な手術部位の優先順位を見極めることで、治癒が望める状況になっている。また最近では、ダビンチXiを用いたロボット支援手術も導入している。

　心臓疾患で抗血小板薬を服用しているがん患者の手術では、出血リスク回避のため術前に休薬やヘパリン置換などが行われていたが、アスピリン継続での腹腔鏡下大腸切除術が安全に施行できることを証明。院内ガイドラインも同主任部長の提案によりアップデートされ、大半の腹部手術はアスピリン継続での手術となっている。

井谷主任部長からのアドバイス

大腸がんはstageⅣであっても、状況によっては化学療法や放射線療法に手術を加えた集学的治療で十分治癒が望める疾患ですが、早期発見にこしたことはありません。定期的に検診を受けていただき、異常があれば専門医にご相談ください。

外来診療日

井谷／月・木曜

JA広島総合病院　消化管外科（大腸外科）

香山 茂平 主任部長

廿日市市地御前1-3-3
TEL 0829-36-3111

【スタッフ】平野利典

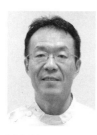

こうやま・もへい
1993年広島大学医学部卒。広島大学医学部第一外科入局後、関連病院を経て、2004年より現職。日本内視鏡外科学会技術認定取得（大腸）。日本消化器外科学会専門医・指導医。日本大腸肛門病学会専門医・指導医。日本がん治療認定医機構がん治療認定医・暫定教育医。

実績・成績　大腸がん切除症例／過去5年間で735例（2014〜2018年）※年平均147例
腹腔鏡手術率／85％（2018年）

治療
高い専門性を生かした大腸がんの腹腔鏡手術で高評価

　同科には、主に広島西医療圏域から年間150件前後の大腸がん症例の紹介がある。大腸がん手術は、低侵襲な腹腔鏡手術が一般的になってきており、現在では全体の85％ほどの症例で腹腔鏡手術を行っている。

　香山主任部長が持つ高度で成熟した手法と最新の手術器具などにより、同科の腹腔鏡手術は安全安心と定評がある。5年生存率はリンパ節転移がなければ約90％と極めて良好な手術成績を残しており、予後についても開腹手術と遜色ないと考えられている。また、腹腔鏡手術に関してはその質が問われているため、日本内視鏡外科学会の技術認定（大腸）を取得している同主任部長が、手術または指導に

あたっている。

　直腸がんは特に治療が難しい部位だが、肛門付近の直腸がんに対しては根治性を損なわない範囲で肛門温存手術(内肛門括約筋切除術)を行っている。これにより、従来の手術であれば人工肛門を造設していた症例の一部が肛門温存可能となり、患者の自然な排便を維持し、術後のQOL（生活の質）が高まっている。進行した直腸がん症例には、ガイドラインに沿って術前に化学放射線療法を併用し、再発をなるべく防ぐように努めている。

　同主任部長は「広島西医療圏域の高齢人口率は高いが、高齢者こそ腹腔鏡手術の利益が高い」と考えている。腹腔鏡手術には、「痛みが比較的軽い」「出血量が少ない」「食事開始時期が早い」「術後在院日数も短い」などのメリットがあり、内視鏡手術技術の向上に伴い、高齢者に対しても積極的に腹腔鏡下手術を行っている。

　同院外科ではスタッフ各々が専門を決め、上部消化管・下部消化管・肝胆膵・ヘルニアと各臓器別チームに分かれ、ガイドラインに基づいた専門性の高い診療を行っており、各チームとも内視鏡外科のエキスパートがそろっている。また、大腸がんだけでなく他疾患（心疾患、透析患者など）が併存している患者も多いが、それらハイリスク患者の手術や多臓器切除が必要な拡大手術についても、総合病院の強みを生かして各科専門医と連携して行っている。

　また、術後の全身化学療法も外科で継続して行うようにしていることも特徴の一つ。今後も、症例に応じた大腸がん治療のさらなる向上に努めていく。

香山主任部長からのアドバイス

他のがんに比べれば、大腸がんはあきらめずに治療すれば良い結果につながる可能性があります。主治医との相談の上、納得して治療を進めていくことが重要と考えています。まずは、若いときから検診を受けることが大切です。

外来診療日

初・再診／月・木曜（8:30 ～ 11:00）
※初診は原則予約制。かかりつけ医からのFAX紹介システムをご利用ください。

大腸がん

腹腔鏡手術・開腹手術・化学療法

肝胆膵がん

肝がん

内科的治療（局所療法・薬物療法）

広島大学病院　消化器・代謝内科
相方 浩 診療准教授

広島市南区霞1-2-3
TEL 082-257-5555

【スタッフ】茶山一彰・今村道雄・平松 憲・柘植雅貴・河岡友和・三木大樹・山内理海・村上英介・大野敦司・中原隆志・藤野初江・盛生 慶

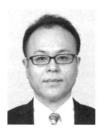

あいかた・ひろし
1992年広島大学卒、広島大学第一内科入局。同大で医学博士取得後、助教、講師を経て、2016年より現職。日本肝臓学会指導医・評議員。日本消化器病学会指導医・評議員。日本消化器内視鏡学会指導医。日本超音波医学会評議員。日本門脈圧亢進症学会評議員。

実績・成績
肝がん入院患者／630例
腹部超音波検査4800例、肝生検201例、ラジオ波焼灼療法35例、肝動脈化学塞栓術280例、制がん剤療法110例、手術紹介85例、放射線治療紹介52例、食道・胃静脈瘤治療125例　　　（以上、科、2018年）

治療
チーム医療により最適な治療を選択し長期生存をめざす

　現在、肝がんの治療法は肝切除、局所壊死療法(ラジオ波焼灼療法、エタノール注入療法、マイクロ波凝固療法)、放射線療法、カテーテル療法(肝動脈化学塞栓術、肝動注療法)、制がん剤療法、肝移植と極めて多岐にわたっており、外科、内科、放射線科においてそれぞれの治療が行われている。

　治療法の選択は、基本的にがんの進行度と肝機能の程度により行われるが、肝がん患者の多くは、慢性肝炎や肝硬変を合併して肝機能が低下しており、治療後の再発は極めて高率である。そのため、小さな肝がんに対しては局所麻酔

下に針を穿刺する局所壊死療法が行われることも多く、ラジオ波焼灼療法がその中心となっている。

同科では、安全で確実なラジオ波焼灼療法を行うために、治療計画や穿刺、焼灼、効果判定の各段階において、画像診断や併用治療などの緻密な工夫を行っている。一方、手術や局所壊死療法が困難な進行した肝がんに対しては、カテーテル療法や制がん剤の全身投与が治療の中心となる。

近年、肝がんに対する制がん剤療法として、がん細胞の増殖や腫瘍血管新生を抑制する有効な分子標的薬が次々と開発されており、適確な薬剤選択と投薬管理により、進行肝がん患者の予後の改善が得られている。さらに、同院では免疫療法を中心としたさまざまな新規治療法の開発や臨床試験が進行中であり、新たな肝がん治療の柱として大いに期待されている、

これまで、肝がん患者の多くはB型あるいはC型肝炎ウイルス陽性者であったが、最近では肝炎ウイルス陰性の肝がん患者が急増しており、その多くは糖尿病や脂肪肝、アルコール多飲などの生活習慣病を合併していることが判明している。肝がん患者の長期生存には"肝がんの制御"のみならず、慢性肝炎や肝硬変、糖尿病などの背景疾患に対する適切な治療が必要不可欠である。

同院では、内科・外科・放射線科の緊密な診療連携体制のもと、あらゆる治療の選択肢の中から最適な治療法を提案し、長期生存をめざした集学的治療を行っている。また相方診療准教授は、国内の肝がん診療の指針ともいえる肝癌診療ガイドラインの作成委員を日本肝臓学会から委嘱されている(2019年10月)。

相方診療准教授からのアドバイス

肝がんの原因となるB型・C型肝炎ウイルスは、血液検査で簡単に調べることができますので一度は受けましょう。検診で肝障害や脂肪肝といわれた方も専門医にご相談ください。肝がんの治療法は大きく進歩しています。チーム医療で最適な治療を提案します。

外来診療日

月・火曜（各午後）※初診の方は紹介状必須

広島大学病院　消化器・代謝内科
芹川 正浩 診療講師

広島市南区霞1-2-3
TEL 082-257-5555

【スタッフ】石井康隆・壷井智史・河村良太・津島 健・齋藤裕平・關藤 剛・中村真也・平野哲朗・森 豪・吹上綾美・池本珠莉・清下裕介・佐伯 翔・田村陽介

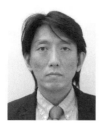

せりかわ・まさひろ
1997年広島大学医学部卒。2012年広島大学病院助教授。2018年より現職。日本内科学認定医・専門医・指導医。日本消化器内視鏡学会専門医・指導医。日本消化器病学会専門医・指導医。膵臓学会認定指導医。胆道学会認定指導医。日本消化器学会 学会評議員会。日本消化器内視鏡学会学術評議員。日本膵臓学会評議員。

実績・成績 ERCP関連手技／1278件、EUS関連手技／718件、PTBD関連手技／327件、ESWL／57件　　　　　　　　　　　　　　　（以上、科、2018年）

検査・治療
超音波内視鏡検査などで膵臓がんの早期発見に尽力

　5年生存率の低さから「がんの王様」とも評される膵臓がん。高齢の患者が多く、早期発見が難しいことなどから死亡者数が増加している。根治には早期発見が重要になるが、現時点では診断がついた段階で手術できるのは約3割程度という。

　早期発見を阻む要因の一つが、膵臓がある位置である。解剖学的に胃の裏側にある上、周囲にほかの消化管臓器があるため、一般的な腹部エコー検査では観察が難しい。そのため、胆膵領域に精通し「膵がん診療ガイドライン2019年版」（日本膵臓学会作成）の作成委員を務める芹川診療講師は、超音波内視鏡(EUS)

や内視鏡的逆行性膵胆管造影(ERCP)などを用い、早期発見に力を注ぐ。

EUSは、超音波装置の付いた内視鏡を使って膵臓や胆囊、胆管の早期がんなどの小さな病気を発見する検査。体の表面から行う腹部エコー検査と異なり、消化管の空気や脂肪などで画像が不鮮明になることがなく、5mm程度の早期膵がんを発見することも可能である。

ERCPは、内視鏡により直接膵管や胆管をX線撮影する検査。膵臓がんの大部分を占める膵管がんを見つけるのに効果的で、膵管の生検や膵液の採取が可能なほか、結石の除去や黄疸の改善を図るなどの治療もできる。同診療講師は「膵囊胞や家族歴、糖尿病、慢性膵炎といった危険因子、血液検査や画像検査などのあらゆる情報から膵臓がんを拾い上げていくことが大事です」と力を込める。

診断・治療が難しいがんであることは間違いないが、近年では治療薬がめざましく進化している。2000年以降、ゲムシタビンやTS1などの抗がん剤が保険適用になり、さらに近年、2種または4種の抗がん剤を併用する治療法なども導入されているという。抗がん剤を使って切除できる状態まで腫瘍を小さくしてから手術するケースが増えており、治療成績も向上している。

それを可能にしているのが、内科や外科だけでなく、病理診断科なども参加して毎週開かれている合同カンファレンス。がんの進行度はもとより、患者の年齢や全身状態なども勘案して治療方針を決め、患者各々に最適の治療法を提供している。

アドバイス

膵臓がんをよりよく治療するには、早期発見が重要です。膵囊胞や膵管の異常、膵臓がんの家族歴、検査数値の異常などがある場合は、専門医のいる施設を早く受診して、適切な検査と早期の診断を受けてください。

外来診療日

胆膵／月〜金曜（受付 8:30 〜 11:00、13:00 〜 15:00）
芹川／火・水曜（同上）※初診は午前のみ

膵がん

超音波検査・X線検査・薬物療法など

JA広島総合病院　膵・胆道内科（消化器内科）

藤本 佳史 主任部長

廿日市市地御前 1-3-3
TEL 0829-36-3111

【スタッフ】進藤源太朗・山下未紗・石橋一樹・野中裕広・古土井 明・兵庫秀幸・
相坂康之・小松弘尚・徳毛宏則

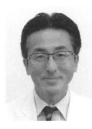

ふじもと・よしふみ
1993年長崎大学医学部卒、広島大学第一内科入局。医学博士（広島大学）。理化学研究所研究員、広島大病院消化器・代謝内科助教を経て、2010年よりJA広島総合病院。2013年より現職。がん治療認定医。日本消化器内視鏡学会専門医・指導医・中国支部評議員。日本消化器病学会専門医・指導医・中国支部評議員。日本内科学会専門医・指導医。日本胆道学会専門医。

実績・成績　上部消化管内視鏡／5083例、下部消化管内視鏡／2387例、ERCP関連／361例（治療327例）、超音波内視鏡／270例（穿刺吸引細胞診22例）超音波検査／4747例（ミルクティーエコー22例）
（以上、科、2018年）

治療
MRI検診やミルクティーエコーで膵がんを早期発見

　難治性がんの代表ともいわれる膵臓（すいぞう）がんだが、藤本主任部長は「ステージ0や1で見つかれば、5年生存率は約80％で、早期に手術で切除できれば治療成績は悪くありません。しかし、早期発見が難しく、ほとんど見つからないことが大きな課題です」と話す。

　早期の膵臓がんは特徴的な症状がほとんどなく、症状が出たときにはかなり進行しているため、予後も極めて不良となる。そこで同主任部長は、同院の健康管理センターと連携して全国的にも珍しい「膵臓がん検診」を

導入し、早期発見に力を注いでいる。膵のう胞などの既往歴や膵臓がんの家族歴のほか、糖尿病の初期や急激に悪化した人、慢性膵炎、喫煙といった危険因子を持つ人を対象に、MRIによる画像診断と血液検査を実施する。

加えて、全国屈指の膵臓がん治療施設である大阪国際がんセンターでの取り組みが知られる「ミルクティーエコー」も手がける。膵臓は、空気を含んだ胃の後ろに隠れているため、一般的な腹部超音波（エコー）検査では膵臓全体を観察するのが難しく、早期の膵臓がんは見逃されやすい。そこで、ミルクティーで胃を満たすことによって中の空気が移動するとともに、脂肪分によって膵液が出るため、膵管の拡張が分かりやすいという。二つの膵臓がん専用検査を実施している、全国的にも特筆的な医療機関である。

同院では、理解促進に向けた「すい臓がん・胆道がん教室」を月に2回開催している。全4回構成で、チーム医療の担い手である医師や薬剤師、理学療法士、栄養士のほか、地域の在宅医なども参加して同院の膵臓がん治療を分かりやすく解説する。院外からも無料で参加可能で、免疫力アップのためのヨガなども取り入れて好評。

膵臓がんは早期発見が難しいため、同院でも患者はステージ4が5割強。そのため、在宅医療や緩和ケアなども盛り込み、希望者にはできるだけ患者と家族ペアでの参加を促す。それにより、医療者と患者や家族の間に信頼関係が生まれ、積極的な治療の選択や、家族歴のある人の受診にもつながる。暗黒の臓器と表現される膵臓に、一筋の光を当てる医師の一人である。

アドバイス

膵臓がんの家族歴のある方をはじめ、糖尿病や膵のう胞といわれたことがある方は、検診もしくはかかりつけ医で超音波検査を受けましょう。当院はMRI膵ドックもありますので、気になる方はご相談ください。

外来診療日

初診／月曜（受付 8:30 ～ 11:00）

県立広島病院　消化器センター

板本 敏行　副院長・センター長

広島市南区宇品神田1-5-54
TEL 082-254-1818

【スタッフ】中原英樹・大下彰彦

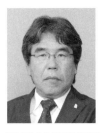

いたもと・としゆき
1983年広島大学医学部卒。広島大学第2外科准教授、県立広島病院消化器・乳腺・移植外科主任部長、副院長を経て、2018年4月より消化器センター長を兼任。日本外科学会指導医、日本消化器外科学会指導医、日本肝胆膵外科学会高度技能指導医、日本肝臓学会肝臓専門医など。

実績・成績
肝切除／1500例以上（板本、通算）
肝細胞がん切除の5年生存率／Ⅰ期72.2%・Ⅱ期65%・Ⅲ期60%・Ⅳ期37.7%
大腸がん肝転移切除の5年生存率／69.6%（95%以上は無輸血手術）

治療
肝切除の経験で圧倒的実績。無輸血手術に精通

　肝がんの治療には、肝切除や肝移植の外科的治療のほか、ラジオ波焼灼術や肝動脈化学塞栓療法、放射線治療などがある。患者の全身状態やがんの進行度、肝機能に応じて治療法が選択されるが、その中でも肝切除は、全身状態や肝機能が良好で、ある程度進行した肝がんにも有効な治療法である。

　板本副院長は、広島大学病院時代から現在まで約30年間、肝臓外科の第一線で数多くの肝臓手術を手がけてきた。特に、手術中・後の輸血

により肝切除後の肝がんの再発率が高くなることを報告して以来、手術中の出血量を減らして無輸血手術を行うことに取り組んできた。現在も、特別な場合(巨大腫瘍、手術前の貧血など)を除いて手術中に輸血をすることはほとんどなく、輸血率5％以下を維持。

また、肝切除の中でも高難度の手術といわれている、肝切除後再発例に対する再肝切除術に国内でもいち早く取り組んで数多くの症例数を手がけ、安全性や治療効果の実績をあげてきた。

肝がんに対する低侵襲手術の一つである腹腔鏡下肝切除は、手術の傷が小さく回復も早いため2010年に保険適用となった。前任地の広島大学病院では、1990年代後半から先進医療としてこの術式の開発に取り組み、保険適用後の現在も、より低侵襲で安全な手術をめざして手術手技の改良や工夫に取り組んでいる。

大腸がんの肝転移の治療は、最近10年間で大きく進歩した。特に、新規抗がん剤が数多く開発され、これまでは肝臓の転移が高度で切除や治療ができなかった大腸がんが、抗がん剤治療と肝切除を組み合わせることで治療可能となり、中には完全に治癒する患者も増えている。

同院では、抗がん剤治療を専門的に行う臨床腫瘍科と外科が緊密に連携を取りながら進行がんの治療にあたっており、最近10年間の大腸がん肝転移切除例の5年生存率は69.6％と極めて良好である。

板本副院長からのアドバイス

慢性肝炎や脂肪性肝炎、肝硬変の患者さんは、原発性肝がんの早期発見のためには肝臓専門医に診てもらうことが大切です。大腸がんの肝転移は、手術も含めて治療法が進歩しています。決してあきらめないでください。

外来診療日

木曜（9:00 ～ 16:00）　※火曜は要相談

広島大学病院　消化器外科・移植外科

大段 秀樹 教授

広島市南区霞1-2-3
TEL 082-257-5555

【スタッフ】小林 剛・井手健太郎・大平真裕・田原裕之・黒田慎太郎

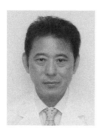

おおだん・ひでき

1988年広島大学医学部卒。県立広島病院、国立循環器病センター、米国ハーバード大学留学、広島大学病院助手・講師を経て、2008年より現職。日本外科学会指導医。日本消化器外科学会消化器がん外科治療認定医・専門医・指導医。日本移植学会移植認定医。

実績・成績　生体肝移植（科、1991年初移植より通算）／270例（うち脳死によるもの20例）
肝切除／約130例（科、年間）

治療
肝がんでの肝切除・肝移植で国内屈指の肝疾患センター

　同院では、肝臓内科や外科、放射線科などとの連携で、患者にとって最善の治療手段を選択している。肝がん治療のうち、消化器外科・移植外科では肝切除や肝移植を担当。肝障害度が軽い患者に対しては肝切除が適応になり、良性・悪性肝疾患に対する肝切除は年間130例以上を行い、国内屈指の肝疾患センターとして県内外から多くの患者が紹介されている。

　肝がんには、原発性肝がんと胃がんや大腸がんなどからの転移性肝が

んがある。原発性肝がんに対する肝切除の適応は、肝がんの進行度や肝予備能(肝硬変の程度、肝臓の余力など)、全身状態などを評価して判断する。肝がんの位置が深く、進行度が高いほど大きな切除が必要になり、また、肝予備能が低いほど切除できる大きさが限られる。

現在では、小さな創^{きず}で済む内視鏡を使った低侵襲^{ていしんしゅう}手術も増えており、転移性肝がんでも原発巣^{げんぱつそう}(大腸)がコントロールされていれば、肝転移の切除で治癒が可能。

同院では、肝障害度が進んだ肝がん患者には生体肝移植を行っている。1991年に初めて生体肝移植を行い、2003年には脳死肝移植施設に認定された。最近では、生体肝移植を年間15〜20例程度行っており、5年後生存率も85%と好成績である(全国平均80%)。

肝臓移植手術を受けた場合、拒絶反応を防ぐために免疫抑制剤を服用する必要があるが、免疫抑制剤は体の抵抗力を下げてしまうため感染症にかかりやすくなる。また、肝移植で用いるドナーの肝臓内には、がんやウイルスを攻撃する力の強いナチュラルキラー (NK)細胞が多く含まれている。

同院では、移植手術後の感染症を予防する目的で、ドナーの肝臓から回収したNK細胞を培養^{ばいよう}して活性化させた後、移植患者に注射をして免疫力を高める臨床研究も実施している。

大段教授からのアドバイス

肝移植の技術が進歩したことで、これまで難しかったケースでも手術が適応になることも増えています。当院では、肝移植や肝切除以外にも多角的な治療を行っています。

外来診療日

月・水曜（午前）

広島大学病院　消化器外科

村上 義昭 診療教授

広島市南区霞 1-2-3
TEL 082-257-5555

【スタッフ】上村健一郎・近藤 成・中川直哉・岡田健司郎・瀬尾信吾

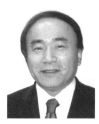

むらかみ・よしあき
1983年広島大学医学部卒。広島記念病院外科、米国ミネソタ大学医学部客員研究医師、広島大学助手・講師を経て、2006年より現職。日本肝胆膵外科学会・日本膵臓学会・日本胆道学会評議員。

実績・成績 手術／膵がん450例・胆道がん400例（最近15年間）、膵がん61例・胆道がん27例（以上、科、2017年。切除後5年生存率は約40％）
※ほぼすべての手術に村上診療教授が関与

治療
膵がん・胆道がん治療に精通する専門医

　膵がん・胆道がんは最も生存率の低いがんだが、治療法は病期ごとに標準治療が確立されている。

　膵がんは、治療を考える病期として①切除可能膵がん、②転移はないが周囲重要血管に浸潤する局所進行膵がん、③他の臓器への転移を伴う膵がんの3つに分類され、①には外科的切除＋術後抗がん剤投与、②には術前抗がん剤（放射線）投与後外科的切除、③には抗がん剤治療が標準治療となっている。

近年、③（膵がん）に対して「FOLFIRINOX（フォルフィリノックス）」「nab-paclitaxel（ナブ−パクリタキセル）」などの新規抗がん剤の有効性が臨床試験により証明され、生存率は飛躍的に向上している。広島大学では、術後抗がん剤として「gemcitabine（ゲムシタビン）」「S-1」の投与を、②（局所進行膵がん）に対しては「gemcitabine」「S-1」「nab-paclitaxel」の3剤併用療法を臨床試験として進行中である。手術では、当初切除不能と診断された②に対しても術前抗がん剤を投与後、膵周囲血管の合併切除を伴う拡大手術を積極的に施行している。

胆道がんは、その発生部位より胆管がん・胆嚢がん・十二指腸乳頭部がんに分類され、治療を考える病期としては⒜切除可能胆道がん、⒝転移を伴う胆道がんに分類され、⒜には手術的治療が、⒝には抗がん剤による治療が標準治療となる。⒝（胆道がん）に対して有効性が証明されている抗がん剤は、「gemcitabine」「S-1」「cisplatin（シスプラチン）」の3剤のみで、膵がんのような術後抗がん剤の投与の有効性は不明である。

手術も膵がんと同様に、膵頭十二指腸切除術や拡大肝切除術などの大手術が必要だが、同科では、術前門脈枝塞栓術や血管合併切除などを用いて積極的外科的切除をめざしている。術後の再発予防も、膵がんと同様に術後「gemcitabine」「S-1」による抗がん剤治療で、生存率が飛躍的に向上している。

村上准教授からのアドバイス

膵がん・胆道がんは生存率の低いがんですが、病期に応じた標準治療（最善治療）を受けることをお勧めします。手術では、難しい大手術を必要とするがんですので、専門施設での治療をお勧めします。

外来診療日

火・木曜

膵がん・胆道がん

外科手術・化学療法

広島市立広島市民病院　外科

塩崎 滋弘 副院長
松川 啓義 部長・手術室主任部長

広島市中区基町 7-33
TEL 082-221-2291

【スタッフ】佐藤太祐

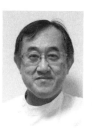

しおざき・しげひろ
1987年岡山大学大学院卒。日本肝胆膵外科学会・高度技能指導医。日本内視鏡外科学会技術認定取得医。日本外科学会指導医・専門医。

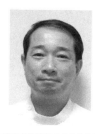

まつかわ・ひろよし
1990年岡山大学卒。日本肝胆膵外科学会・高度技能指導医。日本内視鏡外科学会技術認定取得医。日本外科学会指導医・専門医。

実績・成績　肝胆膵悪性腫瘍：
原発性肝がん・転移性肝腫瘍など／78例、胆道がんなど／23例、膵臓がんなど／37例
膵頭十二指腸切除／28例　　　　　　　　　　　（以上、科、2018年）

治療
経験値・専門性・チーム医療で高度な治療を提供

　同科では、日本肝胆膵外科学会高度技能指導医・専門医や日本内視鏡外科学会技術認定医など高度な資格を持つスタッフが治療にあたっている。また、内科や放射線科の医師と綿密なカンファレンスを行い、連携を図りながら症例一人ひとりに合った適切な治療を行っている。

　原発性肝がんは、肝炎ウイルスを原因とする症例が減少している反面、

糖尿病など生活習慣病による肝がんは増加傾向にある。高度に進行した症例や再手術例は開腹手術で行うが、転移性肝がんも含めて、肝切除術の約4割は腹腔鏡下手術を行っている。最近では、難度の高い肝切除術にも積極的に腹腔鏡下手術を行い、低侵襲治療を提供するように心がけている。初回に肝切除を行った肝細胞がんの5年生存率が69.8％と、その成績は良好である。

胆道がんは、大量肝切除や膵臓・肝臓の同時切除など非常に大きな手術となる場合があるが、安全に手術を成功させるため、内科・放射線科と連携して残る肝臓の容積を増量させる門脈塞栓術を行い、安全に手術を行うようにしている。

膵臓がんは最も難治性のがんであるが、切除術に抗がん剤治療を加えることで、少しずつ予後が改善している。過去15年の膵がん切除270例のうち、226例が切除の最も推奨されるステージⅡ症例で、がんの残らない確実な手術を心がけている。また、切除が困難なステージⅡ（一部）・ステージⅢに対しては、術前の抗がん剤治療や血管合併切除などを行うことで、切除率の向上をめざしている。

膵がん切除全体の5年生存率は33.2％、リンパ節転移がないステージⅡAでは45.3％、リンパ節に転移しているステージⅡBは22.3％。腹腔鏡下膵切除も積極的に取り入れており、段階を踏みながら膵がんにも適応している。低悪性度膵腫瘍に対する腹腔鏡下膵頭十二指腸切除についても、県内で最も多く施行している。

塩崎副院長・松川部長からのアドバイス

低侵襲の手術から難易度の高い手術まで、患者さん各々の状態に合わせたオーダーメードの治療をしていくことが大切です。そのためには、経験値が高い専門医にかかることをお勧めします。

外来診療日

塩崎／月（午前）・金曜、松川／水曜

肝がん・胆道がん・膵がん

外科手術（腹腔鏡下手術・門脈塞栓術など）

胆道がん・膵がん

外科的手術・腹腔鏡手術

県立広島病院 消化器外科

眞次 康弘 部長
大下 彰彦 部長

広島市南区宇品神田1-5-54
TEL 082-254-1818

【スタッフ】板本敏行・中原英樹

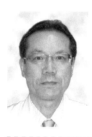

まつぐ・やすひろ
1986年東邦大学医学部卒。中国労災病院などを経て、2001年県立広島病院消化器外科医長。2008年より現職。日本消化器外科学会認定医・専門医・指導医。日本消化器病学会専門医・指導医。日本肝胆膵外科学会高度技能指導医。日本静脈経腸栄養学会指導医。

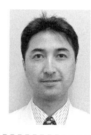

おおした・あきひこ
1994年広島大学医学部卒。仏ストラスブール、米国マイアミ（以上留学）、広島大学病院や関連病院などを経て、2015年より現職。日本消化器外科学会専門医・指導医。日本肝胆膵外科学会高度技能指導医。日本肝臓学会認定肝臓専門医。

実績・成績 胆・膵腫瘍総数／62例（膵臓がん18例、膵嚢胞性腫瘍14例、胆管がん12例、胆嚢がん7例、十二指腸乳頭部がん5例、膵神経内分泌腫瘍3例、その他腫瘍3例）
手術／膵頭十二指腸切除術33例、膵体尾部切除術11例、肝切除術5例、腹腔鏡下膵体尾部切除術3例、肝膵頭十二指腸切除術1例、膵全摘術1例、胃腸バイパス術3例、その他5例　　　　　（以上、科、2018年）

治療
肝・胆・膵臓がん手術で新しい周術期管理法（イーラス）を導入

　近年、「ERAS」（イーラス）と呼ばれる術後回復力強化プログラムが注目を浴びている。科学的に効果が証明された管理法を術前術後に組み合わせて実施することで、術後の早期回復、合併症の減少、在院日数の短縮などを達成する仕組みである。国内では大腸がん手術から導入されて普及しつつあるが、同院では、県内の他施設に先駆けて肝胆膵がん手術でも積極的に取り入れている。

コンセプトは、「絶食期間の短縮と早期の経口摂取」「確実な疼痛管理と早期離床による合併症減少と回復促進」である。手術前日の絶食はなく、手術の2時間前まで水分摂取可能。術後はしっかりと痛みを取り、早期離床で歩行練習を行う。早期離床は腸管運動回復も促進するため、早く食事摂取を再開することが可能となる。同院では、医師やコメディカルスタッフが多職種チームを構成して取り組んでいる。

2007～2015年までに行った膵頭十二指腸切除術のうち、従来型の周術期管理とイーラス管理に分けてその安全性と有用性について検討した結果、術後の食事開始や離床、在院日数は短縮し、合併症発生率は減少していた。早く動いて食べても、合併症が増えることなく、早く元気に退院できることが確認された。

胆道・膵臓がんは消化管に発生する難治がんの代表だが、最も治癒が期待できる治療法は切除である。他臓器転移や主要動脈浸潤のない患者には手術を勧めており、局所進行膵臓がんなど手術できるかどうかの境界病変に対しては、化学療法を先行して効果を認めた症例に手術を行う。最近は、切除可能な膵臓がんにも化学療法を先行して手術を行っている。また、低悪性度病変に対しては腹腔鏡手術も取り入れている。

同科では、ガイドラインに準拠した過不足のない手術を実施し、多職種が参加してイーラスで周術期管理を行っている。患者各々にオーダーメイドの栄養管理を行い、体力を維持しながら十分な補助化学療法を行っており、切れ目のないがんチーム医療に取り組んでいる。

眞次部長・大下部長からのアドバイス

原因が分からずに「体重が減る」「食欲が減退する」「背部痛・心窩部痛の持続」「急な糖尿病発症または既存の糖尿病悪化」などの症状があったら、ぜひ一度専門医を受診してください。黄疸が出る前に尿が濃くなったり、便が灰色になったりすることもありますので、その場合も要注意です。検診で膵のう胞や膵管拡張を指摘された場合も、専門医受診をお勧めします。

外来診療日

眞次・大下／木曜（午前・午後）　※紹介状をご持参ください

胆道がん・膵がん

外科的手術・腹腔鏡手術

国立病院機構 呉医療センター・中国がんセンター　外科

首藤 毅 医長

呉市青山町 3-1
TEL 0823-22-3111

【スタッフ】羽田野直人・石山宏平・尾上隆司・田代裕尊

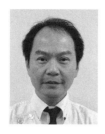

すどう・たけし
1994年広島大学医学部卒。広島市民病院、広島記念病院を経て、広島大学大学院入学。修了後、広島大学病院、広島記念病院を経て、2015年10月より現職。日本肝胆膵外科学会高度技能専門医。日本膵臓学会認定指導医。日本胆道学会認定指導医。

実績・成績　膵切除術／37例、膵がん手術／15例、胆道がん手術／16例（2018年）
膵切除術／145例、膵がん手術／71例、胆道がん手術／46例、腹腔鏡下膵体尾部切除術／31例（2015年10月〜4年間）
膵がん手術後の5年生存率／31％、胆道がんに対する膵頭十二指腸切除術後の5年生存率／49％　　　　　　　　　　　　　　　　（以上、首藤）

治療

難易度の高い手術と術前術後の管理に習熟

　膵臓・胆道は、胃の後ろの奥まったところにある臓器で、がんの早期発見は容易ではない。膵のう胞があるとリスクが高いとされるほか、糖尿病が急に悪化したときも造影CT検査が推奨される。根治のためには外科手術が必須で、術前術後の化学療法を含めた集学的治療が重要となる。

　膵がん・胆道がん（以下、膵胆道がん）は、切除可能・切除可能境界・切除不能に分けられる。膵胆道がんの手術は高難度で、消化器外科の中でも最も高度な技術が必要であり、症例数の多い施設で行うことが望ま

しいとされている。同科は、年間の膵頭十二指腸切除術20例以上、膵切除術35例以上など症例数が多く手術成績が安定しており、また、膵胆道がん専門の固定スタッフで治療するため、手術および術前術後の管理に習熟している。また、がんセンターとして全国の臨床試験や治験にも参加し、最新治療をいち早く取り入れることが可能。

2016年2月に、首藤医長が共著の世界的医学誌「LANCET」で報告された臨床試験には同科のデータが含まれており、この試験結果から、切除可能膵がんに対する術後補助化学療法としてエスワンという内服薬が標準治療となった。また2019年5月には、胆道がんの術後補助化学療法として「内服の5-FU系抗がん剤が生存期間を17か月延長する」という英国での臨床試験結果が報告されたが、同科でも、胆道がんの術後補助化学療法としてエスワンを用いている。

2019年6月に米国臨床腫瘍学会で発表された臨床試験結果では、「切除可能膵がんへの術前化学療法で生存期間中央値が10か月延長、リンパ節転移率が20%減少した」と報告されたが、同科でも切除可能膵がんに対する術前化学療法を早期より導入している。

近年、膵胆道がんに対する抗がん剤の進化はめざましく、切除不能膵胆道がんに対して抗がん剤治療を行うことで、切除可能な状態になるケースも出てきており、同医長も4例を手がけている。低侵襲手術では、2016年4月から膵体尾部の膵がんに対する腹腔鏡下膵体尾部切除術が保険適用となり、同科では県内で最も早く導入して積極的に行っている。

首藤医長からのアドバイス

糖尿病に膵がんが隠れていることもあるので、糖尿病を新規発症したり急に悪化したときは、造影CT検査を受けましょう。膵がん・胆道がんの治療法は年々進化しているので、あきらめずに最新治療を受けましょう。

外来診療日

水曜（9:00 ～ 12:00、13:30 ～ 16:00）

腎臓・泌尿器・前立腺がん

広島大学病院　泌尿器科
松原 昭郎 教授

広島市南区霞 1-2-3
TEL 082-257-5555

【スタッフ】亭島 淳・林 哲太郎・井上省吾・稗田圭介・北野弘之・後藤景介・関野陽平

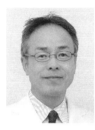

まつばら・あきお
1985年広島大学医学部卒。同大学腎泌尿器科講師、助教授、准教授を経て、2008年から現職。日本泌尿器科学会専門医・指導医。日本内視鏡外科学会技術・日本泌尿器内視鏡学会腹腔鏡技術・泌尿器ロボット支援手術プロクター各認定医。ダビンチ前立腺全摘除術症例見学サイト認定執刀医など。

実績・成績　ダビンチ手術／前立腺703例、腎臓115例、膀胱14例（科、2019年6月現在）

治療
最新式ダビンチロボットで前立腺がんなどを根治治療

　同院は、2010年に中四国地方で初めて手術支援ロボット「ダビンチ」を導入。当初は前立腺の摘出手術に使用していたが、次第に腎臓にも使われるようになり、膀胱に関しても2018年の春から保険適用が始まった。
　ダビンチとは精度の高い鏡視下手術を補助する医療用ロボット。体に小さな穴を開けて行う腹腔鏡手術を、手術台のそばに置かれたサージョンコンソールのビューア（解像度の高いハイビジョン3D内視鏡画像）に拡大された手術部位を見ながら、先端5mmの自由自在に動く鉗子の付いたロボットアームを操作して行う。

同院の特徴は、このダビンチによるロボット支援手術を含めて、恥骨から臍下まで下腹中央を縦に開腹する「恥骨後式」、前立腺までの距離が短く開腹創が浅くて済む「会陰式」、ロボットを使わない「腹腔鏡手術」の４通りの手術すべてが可能なことで、患者の症状や既往歴などによって選択する。これらすべての手術を手がけることができるのは、国内では同院だけである。

またロボット支援手術では、腹腔内を経由して前立腺に到達する通常の経腹膜的アプローチに加えて、腹腔内を経由せず直接、前立腺に到達する後腹膜アプローチ（腹腔内臓器の合併症が少なく、腹部手術の既往にも左右されない利点がある）、前立腺の裏から前立腺に到達するレチウス腔温存手術(術後尿失禁が極めて少ない特徴がある)も行っている。

2017年１月からはダビンチ２台体制を取っており、２台目は最新機器の「Xi」でロボットのアームが細くなり、機器のセッティングの自由度が高まった。これまでの手術では患者に足を開脚してもらう必要があったが、最新式ではそれが不要になった。解像度も飛躍的に上昇し、より細かな部位まで見えるようになり合併症の危険性も減少している。

同院は、2014・2015年の症例数全国ランキングは国公立大学の中で第４位で、松原教授はダビンチ前立腺全摘除術症例見学サイト認定執刀医として、多数の見学者を受け入れている。

松原教授からのアドバイス

前立腺や腎臓のがんについては、初期段階であれば低侵襲のダビンチによる腹腔鏡手術が可能ですので、日頃から定期検査を行うことが大切です。手術件数の多い病院で治療を行うことをお勧めします。

外来診療日

初診／火曜（午前）、再診／金曜（午前）　※ともに要予約

国立病院機構 呉医療センター・中国がんセンター　泌尿器科
繁田 正信 科長

呉市青山町 3-1
TEL 0823-22-3111

【スタッフ】甲田俊太郎・大河内寿夫・岩本秀雄

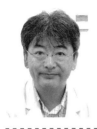

しげた・まさのぶ
1987年広島大学医学部卒。県立広島病院、国立福山病院（現国立病院機構福山医療センター）、たかの橋中央病院、梶川病院、広島大学附属病院などを経て、2006年6月から現職。2015年10月から医療対策室長、2019年4月から医療技術研修センター部長をそれぞれ兼務。日本泌尿器科学会専門医・指導医、日本泌尿器科学会泌尿器腹腔鏡技術認定医など。

実績・成績　腹腔鏡手術症例数／1680例（繁田、2006年6月〜2019年6月15日累計）
手術数／325例（うち腹腔鏡手術169例〈前立腺悪性がん82例、腎臓部分切除41例〉繁田、2018年）

治療
県外からも患者の多い腹腔鏡手術のスペシャリスト

　腹腔鏡手術は従来の開腹手術に比べ、皮膚や筋肉を切開する範囲が小さく済み、術後の疼痛が軽く、早期離床が可能になる。
　繁田科長は腹腔鏡手術のスペシャリストである。特に、腎がんの部分切除術では全国的にも有名で、県外からの患者も多い。ここ6年間、4cm以下の腎がんに関しては、腹腔鏡による部分切除で100％行っており、生存率も95％を超えている。100％の数字は全国的にもほとんど例がない。また、5cm以上の腎がんの場合も、7〜8割が腹腔鏡手術で実施。予後

も順調である。「腎臓の機能を残すためにも、腹腔鏡を駆使して、考え得る限り低侵襲の手術を行う」のが、同科長のポリシーである。

前立腺がんの腹腔鏡手術は2007年1月から開始し、2019年6月までで719例に上っている。出血量も少なく、手術時間も開腹手術とほぼ変わらない。後遺症である尿漏れに関しても、術後3か月で約80％、6か月で約90％、1年で97％がほぼなくなる好結果。早期の失禁を防ぐためにも、神経温存を積極的に行っている。

腎臓で産生された尿は腎盂、尿管、膀胱へと運ばれる。しかし、腎盂と尿管の移行部が先天性の狭窄や血管によって圧迫され、尿が腎盂から尿管にうまく運ぶことができないために腎臓が腫れる水腎症の患者には、狭窄部の尿管を摘除し再吻合する腹腔鏡下腎盂形成術にも積極的に取り組んでいる。

また通常、膀胱に溜まった尿は腎臓に逆流しないが、先天異常によって膀胱にいったん溜まった尿が、排尿時に腎臓に逆流する膀胱尿管逆流症がある。これによって腎盂腎炎にかかりやすくなり、最終的には腎機能の障害となる。同院では、気膀胱下膀胱尿逆流防止術と呼ばれる手術も実施している。

繁田科長からのアドバイス

腹腔鏡手術は低侵襲の手術です。腎機能を温存するために、部分切除による手術を行っています。一日も早く元気に生活できるように、全力でお手伝いします。

外来診療日

月・木曜（午前・午後）

広島市立安佐市民病院　泌尿器科

三田 耕司 主任部長

広島市安佐北区可部南 2-1-1
TEL 082-815-5211

【スタッフ】望月英樹・村田大城・志熊紘行

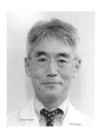

みた・こうじ
1990年広島大学医学部卒業。広島大学医学部泌尿器科を経て、2010年より現職。2010年広島大学医学部泌尿器科臨床教授、2016年広島大学医学部客員教授（併任）。日本泌尿器科学会専門医・指導医、日本内視鏡外科学会技術認定医（腹腔鏡技術認定医）、ロボット手術認定医、日本がん治療認定医機構がん治療認定医。

実績・成績
入院総患者数1014人のうち、入院手術件数400件
術式別／ロボット支援下手術・腹腔鏡下手術155件、経尿道的内視鏡手術208件
疾患別／副腎腫瘍5件、腎腫瘍・腎盂尿管腫瘍39件、膀胱腫瘍198件、前立腺がん95件　　　　　　　　　　　　　　　　（以上、科、2018年度）

治療
ロボット支援下手術・腹腔鏡下手術のスペシャリスト

　同科は、泌尿器外科の急性期医療が診療体系の中心。2018年度の入院患者総数は1014人で、悪性腫瘍に関連する入院が約90％を占め、年間の入院手術件数は400件であった。このうちロボット支援下手術・腹腔鏡下手術は年間155件、国内でもトップクラスの症例数を誇る。

　三田主任部長は、ロボット支援下手術・腹腔鏡下手術などの低侵襲手術を追求し、一般には開腹手術で行われている術式も、ほぼすべてこれらの術式で行う。治療成績の向上と、患者にやさしく満足していただける医療の両立

をめざしている。

　ロボット支援下手術・腹腔鏡下手術では、皮膚に小さな穴（5mm～1cm程度)を空け、その穴から腹腔内に二酸化炭素を入れて空間をつくり、鉗子などの機器を挿入して、腹腔内で精密かつ正確な手術をすべて行う。

　泌尿器科領域の臓器は後腹膜(お腹の後ろ側)にあるため、従来の開腹手術では大きな皮膚切開が必要だが、ロボット支援下手術・腹腔鏡下手術では、従来の開腹手術に比べて皮膚や筋肉を切開する必要がない。そのため術後の疼痛が軽く、早期離床、早期社会復帰が可能となるのが特長だ。

　開腹手術では退院まで通常数週間を要するが、同科におけるロボット支援下手術・腹腔鏡下手術では、ほぼすべての症例で手術翌日から食事・歩行を開始する。術後の平均在院日数は7日で、開腹手術と比べ、明らかな低侵襲性を実現している。

　また、すべての悪性腫瘍の手術に際して、がんの根治性を損なうことなく、治療後のQOL（生活の質）の保持や機能温存との両立をめざしている。一例として、前立腺がんにおける術後の尿失禁(尿漏れ)や男性機能の問題があげられるが、前立腺周囲に存在する勃起神経を温存することで早期に尿失禁が回復すると考えられ、その適応を可能な限り拡大している。

　臓器の機能温存への配慮では、たとえば腎細胞がんに対する腎部分切除術で、がん組織の正確な摘除と同時に腎臓への血流の遮断時間を可能な限り短縮することによって、腎機能を手術前とほぼ同等に温存することが可能である。これらの低侵襲手術の治療成績は、国内外へ発信され高い評価を得ている。

三田主任部長からのアドバイス

手術療法や抗がん剤治療などの急性期医療が中心です。外来での慢性疾患の薬物療法については、当科と連携している医療機関や泌尿器科専門医クリニックへの紹介を行っています。

外来診療日

初診／火・木曜　※予約制、要紹介状

前立腺がん・腎臓がん

腹腔鏡手術・ロボット支援下手術

乳がん

名医がやさしく解説

乳がんになったときに安心して治療を受けるために

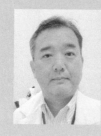

広島大学病院　乳腺外科
角舎　学行 診療准教授

かどや・たかゆき。1992年広島大学医学部卒。米国マウントサイナイ医科大学留学(博士研究員)、中国労災病院、県立広島病院などを経て、2011年広島大学病院乳腺外科講師。2013年より現職。日本乳癌学会専門医・指導医・評議員。日本乳癌検診学会・日本乳房オンコプラスティックサージャリー学会各評議員。日本外科学会専門医。NPO法人ひろしまピンクリボンプロジェクト理事長。

自分が乳がんと告知されたとき、どのように治療する病院を決めるだろうか。「自宅近くの病院」「大きな病院」「評判が良いところ」……。乳がん治療の特徴は、①診断・手術・薬物療法は乳腺専門医が決める、②治療終了までの期間が長い、③いくつものタイプがあって治療選択が複雑、などがあげられる。乳がんと診断されたときの医者や病院選びのポイントについて、広島大学病院乳腺外科の角舎学行診療准教授に話を伺った。

乳がんの専門医を探しましょう

　がん診療では、消化器がんは消化器内科が診断して消化器外科が手術を行い、肺がんでは呼吸器内科が診断して呼吸器外科が手術を行うというように、「診断」「手術」が分業制になっています。しかし、乳がんの場合、一般的に乳

腺科の医師が「診断」「治療方針の決定」「手術」「薬物療法」などを行います。そのため、乳がんの専門医には幅広い範囲の知識や経験が必要です。

　一般的に乳がんの専門医とは、日本乳癌学会が認めている乳腺専門医のことを指します。乳腺専門医になるためには、手術の領域では乳がん手術で100例以上の執刀が必要ですし、治療ではホルモン療法や、抗がん剤など薬物療法についての筆記試験に合格する必要があります。診断では、マンモグラフィ読影や超音波検査にそれぞれ資格があり、そのすべてに合格しなければきちんと「診断から治療までできる」とはいえません。言い換えれば、「乳腺専門医であれば安心して治療を任せることができる」といえるのです。

　県内の乳腺専門医は、日本乳癌学会のHPから検索ができますが、通常、大きながん診療連携拠点病院には乳腺専門医が在籍しています。乳がんには標準治療をまとめた「乳癌診療ガイドライン」があり、基本的にはそれに沿った治療を行っており、特定の病院にしかできない治療や特殊な治療はありませんので、乳腺専門医が治療すれば基本的には治療成績は変わりません。

できるだけ自宅近くの病院を選びましょう

　乳がんの治療期間は、手術は入院期間が1週間前後、抗がん剤投与が約3〜6か月、放射線治療が1〜2か月と、初期治療だけでもかなりの期間が必要です。その後、ホルモン療法を行う場合は、さらに5〜10年間治療します。このように、乳がんは他のがんと比べて治療終了までの期間が長いことが特徴です。さらに、再発した場合には追加の薬物療法を開始しますが、その副作用のために急遽、外来受診することなども考えると、できるだけ自宅近くの病院を選ぶことが大切です。

　乳がんの治療経過や病院に蓄積された患者情報などを考えると、再発したからといって病院を変えることは、病院・患者さんともに不利益になりますので普通は行いません。そのため、治療する病院を決めるということは大切なことです。県内には、「がん診療連携拠点病院」と呼ばれる病院が各地域にあります（広

島がんネット参照)。大きながん診療連携拠点病院には必ず乳腺専門医が在籍しており、的確な治療をしてくれますので、できるだけ自宅近くで通いやすい病院から選ぶことがよいと思います。

最後まで丁寧に治療してくれる成績の良い病院を選びましょう

　長年、乳がんを治療していると、再発した患者さんを別の病院から受け入れることがよくあります。「これ以上、どこで治療しても同じだから」と治療していた病院から伝えられたり、再発後に通院が頻繁になったため「自宅に近い病院で治療してもらってください」と伝えられた患者さんです。完治した患者さんにとってはどこも良い病院かもしれませんが、再発した患者さんにとっては、再発後も同じ病院で治療を受けられると安心して治療に望めると思います。

　このように、治療していた病院で診てもらえない患者さんが出る背景として、乳腺専門医が治療できる新規の乳がん患者数が、一般的に年間60〜90人であることが関係しています。乳がんは、約10％の患者さんで残念ながら再発するため、その後の再発治療などを考えると、私たち専門医がどれだけ懸命に働いても、治療できる患者数には限界があります。つまり、この許容量を超えてしまった再発患者さんは、その病院では診られないということになります。

5年生存率上位病院（中国地方、患者数100人以上）

	施設名	症例数	全体	ステージⅠ	ステージⅡ
1	広島大学病院	115	92.1	94.8	95.3
2	島根県立中央病院	185	90.8	94.8	94.6
3	県立広島病院	138	89.8	95.7	94.6
4	岡山済生会総合病院	121	88.2	94.3	−
5	福山市民病院	145	87.5	96.7	87.5
6	呉医療センター	188	86.1	97.3	88.6
7	徳山中央病院	128	85.1	97.8	87.5

国立がん研究センターがん情報サービスHPより作図

　前述したように、乳腺専門医の資格を持った医師が治療した場合には、治療成績に大きな違いはありません。しかし、実際には治療成績には差が出ているのが現状です。それは、「きちんと最後まで粘り強く治療しているか」「適切な治療をしているか」ということにかかっています。がんの

治療成績では、完治した患者さんで差が出るのではなく、再発した患者さんの治療で差が出ます。"がん難民"にならないように最後までしっかりと治療してくれて、治療成績の良い病院を選ぶことが大切です。

安心・正確・充実した情報を参考にしましょう

最後になりますが、乳がんと診断された患者さんにとって、その瞬間は絶望的なものだと思います。しかし、少し落ち着いてよく周りを見てもらうと、広島県では乳がん治療には非常に良い環境が整備されています。

例えば、乳がん治療に携わる医師や薬剤師、看護師、臨床心理士などが毎月、「まちなかリボンサロン」(★)という乳がんサロンを開催しています。ここには、平均して70〜80人の患者さんが参加され、乳がんに関する講演とともに患者さん同士でも情報交換ができます。さらに、年1回「ひろしま乳がんアカデミア」(★)が開催され、標準治療から最先端の治療、未来の治療に至るまで詳しく勉強することができます。サロンやアカデミアに参加できない方のためには、インターネットで乳がんのことを勉強したり、質問ができるサイト(★以上、NPO法人ひろしまピンクリボンプロジェクトHP参照)もあります。治療について悩んでおられる方、乳房にしこりを見つけた方、乳がんと診断された方などの相談に専門家が対応してくれますので、ぜひ一度のぞいてみてください。

また、広島県では若い患者さんの妊孕性(妊娠できる能力)温存のために上限20万円までの助成制度(●)がありますし、いくつもの乳がん患者会(●以上、広島がんネットHP参照)もあって各地でサポートしています。インターネットには間違った情報も氾濫していますので、乳がんの正しい知識や情報を得るためにも紹介したサイトにアクセスしたり、サロンに参加してみてください。

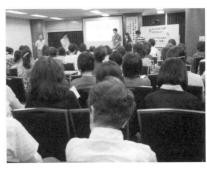

まちなかりぼんサロンの様子

広島市立広島市民病院　乳腺外科

大谷 彰一郎　主任部長・ブレストケアセンター長

広島市中区基町 7-33
TEL 082-221-2291

【スタッフ】川崎賢祐・伊藤充矢・藤原みわ・上野彩子・金 敬徳・前田礼奈

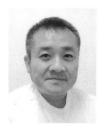

おおたに・しょういちろう
1995年岡山大学医学部卒。1997年同大学医学部第一外科。2004年世界的に高名なテキサス州立M.D.アンダーソンがんセンター胸部血管外科留学。2006年広島市民病院乳腺外科。2016年同院乳腺外科主任部長。2018年同院ブレストケアセンター長。日本乳癌学会専門医・指導医・評議員。日本外科学会専門医・指導医。日本臨床腫瘍学会がん薬物療法専門医・指導医・評議員。

実績・成績　原発性乳がん手術症例556例（うち乳房温存手術311例：55.9%）
乳房同時再建手術症例83例（以上、大谷、2017年）
化学療法／延べ約2700件（科、2017年）

治療
世界最高レベルの治療で患者の QOL をサポート

　広島県内の病院のうち、乳がん手術数では群を抜く同院で、大谷主任部長は世界最高レベルの治療にあたっている。同院は中四国1位、全国6位（2017年）と全国トップレベルの乳腺外科として知られ、県内外より患者が多数来院している。

　治療では、早期乳がん症例には根治性と整容性（きれいな乳房）の高い乳房温存手術を提供し、進行症例にも術前化学療法で腫瘍を縮小させ、可能な症例には乳房温存手術を施行している。一方、乳房切除術（全摘）が必要な症例には、形成外科（身原部長）との連携で、乳がん手術と同時

に乳房再建手術を積極的に実施。進行症例の治療では根治性と整容性の両立は難しいが、率直に意見交換ができる両科の良好な連携によって、同主任部長と身原部長が考案したきれいな乳房再建術は、医療情報誌にも取り上げられている。

2018年4月には、乳がんの診断・治療を目的として、乳腺外科、形成外科が中心となり、さまざまな専門家が一堂に会して診療を実践する「患者さん中心の笑顔があふれる医療」を目指すブレストケアセンターが開設された。

同院は新しい治療薬の開発に向けた多数の臨床治験や、世界で選ばれた施設のみで行う(グローバルな)治験にも参加。中四国地方では同院でしか投与できない新薬も扱っているため、再発症例にも治療の選択肢が広がっている。「ニューヨークで治療できて、広島で治療できないことがあってはいけないと考え、広島の女性のためにも積極的に治験に参加しています」と同主任部長。

また同科は2016年に乳がん遺伝外来を開設。遺伝性乳がんの啓発・治療にも余念がなく、2018年1月には広島県で初となる遺伝性乳がん患者に対して、予防的卵巣卵管切除術を施行している。

大谷主任部長からのアドバイス

乳がんは早期発見すれば完治する可能性が高いので、検診を受けてください。もし進行して発見されても、心配せずに早めに受診してください。効果の高い治療薬が多く開発されています。皆様のお役に立てるよう全力で頑張ります。

外来診療日

月曜（午前、午後）・木曜（15:00まで）・金曜（14:00まで）
※診療は原則予約制

広島大学病院　乳腺外科

舛本 法生 診療講師

広島市南区霞1-2-3
TEL 082-257-5555

【スタッフ】岡田守人・角舎学行・恵美純子・笹田伸介・板垣友子・網岡 愛

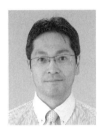

ますもと・のりお
1998年藤田医科大学医学部卒。2007年広島大学大学院後、広島大学病院腫瘍外科・乳腺外科、亀田総合病院乳腺科を経て、2011年広島大学病院腫瘍外科・乳腺外科助教、2017年より現職。日本乳癌学会乳腺専門医・指導医・評議員。日本乳腺甲状腺超音波医学会幹事。日本外科学会専門医など

実績・成績
乳がん手術数／302例
乳房全摘術／170例（うち同時再建術37例、乳房部分切除術・その他132例）※適応症例は内視鏡補助下手術で施行
術後10年生存率／ステージ0:99%、Ⅰ:93%、Ⅱ:88%、Ⅲ:72%
（以上、科、2017年）

治療
各領域のスペシャリストによる最先端の医療を提供

　同科では、舛本診療講師をはじめとする日本乳癌学会乳腺専門医5人を中心に8人の乳腺診療医が、専門の各医療関連職種と連携したチーム医療により、患者をサポートする体制が構築されている。

　県内では最大の乳腺専門医数・乳腺診療医数であり、一人ひとりの患者の治療を熟考し、最善の診断・治療を行っている。また、最先端の検査機器により高い診断技術を誇る専門技師が精度の高い検査を行い、早期に乳がんを診断できる体制を整えている。

手術では、根治性・整容性(美しさ)を重視し、国内有数の内視鏡を標準術式とした手術を行っている。乳がんを確実に切除することだけでなく、内視鏡を使うことで乳房の形を極力残しつつ、小さな創で目立ちにくくすることが可能である。また、乳房全切除が必要な場合も、形成外科と連携し再建手術を行うことで、手術前の乳房の形に近い状態を実現している。

治療の最優先はがんの根治だが、予後に悪影響を与えない場合には、生殖医療提供施設と連携して、妊孕性(妊娠する力)温存の治療も進めている。

同科では10年以上前より、県内最初の遺伝性乳がんに対する取り組みを始めている。また同院では、遺伝カウンセリングや必要に応じた遺伝子検査を行うことで、がんが発症する前にリスクを評価し、最善の予防対策を検討している。自費診療になるが、乳がんや卵巣がん発症リスクが著しく高くなるBRCA変異がある女性には、リスク低減手術(予防的手術)を行う体制も整えている。

乳がんに関する多くの研究や検査機器の開発も全力で行っており、少しでも乳がんの診断・治療の進歩に貢献できるよう努力を継続し、世界最大規模の国際学会でその成果を毎年、多数報告している。また、新規治療薬の開発のため多くの国際的治験に参加し、他施設からも多数の患者を受け入れている。

舛本診療講師からのアドバイス

乳がんになると、多くの不安が浮かぶかもしれません。でも大丈夫。医学の進歩により、乳がんは治りやすい病気になっています。当科のスタッフが広島大学乳腺外科ブログを通して、乳がんのこと・日常のこと・感じたことなどを交代で綴っています。ぜひご覧ください(https://ameblo.jp/hubreast2018/)不安なときは、患者さんと医療者の交流イベントに参加してみてください。(まちなかリボンサロンhttp://www.pinkribbon-h.com/)

外来診療日

月～金曜(午前・午後) ※初診は 9:00 ～ 11:00 ※原則予約制

乳がん

乳がん内視鏡手術・薬物療法

県立広島病院　消化器・乳腺・移植外科

尾﨑 慎治 部長
野間 翠 部長

広島市南区宇品神田1-5-54
TEL 082-254-1818

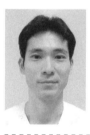

おざき・しんじ
1997年愛媛大学医学部卒。亀田総合病院、呉医療センターなどを経て、2019年県立広島病院。2019年より現職。日本乳癌学会専門医・指導医。日本外科学会専門医。

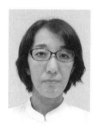

のま・みどり
2001年広島大学医学部卒。中国常災病院などを経て、2010年県立広島病院。2013年より現職。日本乳癌学会・日本外科学会の専門医・指導医。

実績・成績
乳がん手術／131例（うち内視鏡手術32例、乳房温存率52.9%）
乳房同時再建手術／15件（うち組織拡張器（TE）再建8件、自家組織再建7件〈うち広背筋皮弁4件、腹直筋皮弁1件、遊離深下腹壁動脈穿通枝皮弁〔DIEP flap〕2件〉）
センチネルリンパ節生検／105例、その他手術（良性腫瘍など）／31例
5年生存率／Stage0:100%、Ⅰ:96.2%、Ⅱ:94.6%、Ⅲ以上:54.0%

（以上、科、2018年）

治療
高い専門性に基づいた患者に最適な治療を選択

　乳がんに対する最適な治療方針の決定では、正しい診断が不可欠である。同科では、乳腺専門医でありマンモグラフィ読影AS認定資格を持つ尾﨑部長・野間部長が外来診療を担い、マンモグラフィや超音波などの検査画像を読影し、精度の高い診断を行っている。

　若年患者に多い高濃度乳房は、乳房内の脂肪が少量で乳腺の密度が濃く、マ

ンモグラフィでは白く写り異常が発見しづらいため、超音波検査を勧めている。県内唯一の乳腺分野の超音波専門医である野間部長は、乳腺濃度の定量化測定技術を独自に開発し、高濃度乳房の患者に対する検診の指導も行っている。

　乳がん治療は、手術によってがんを取りきることが基本となるが、再発防止などの目的で臨床腫瘍科・放射線治療科と連携し、化学療法や放射線療法も行う。乳房温存か、切除かについて、乳がん手術に600例以上の執刀経験をもつ尾﨑部長は、切除範囲や乳房の大きさやがんのできた部位により、きれいな温存の可否を経験的に判断し、患者にアドバイスしている。乳房切除後の再建は、インプラントまたは腹部や背中の自家組織で行うが、同院では高度な技術を持つ形成外科が対応している。

　若年患者が出産を希望する場合は、薬物療法による妊孕性（妊娠のしやすさ）低下に備え、生殖医療科と連携して治療前に卵子の凍結保存を行うことも検討する。同院は遺伝性乳がん卵巣がん総合診療基幹施設に認定され（2019年4月）、臨床遺伝専門医(生殖医療科・原主任部長)によるカウンセリングや、血液内の遺伝子検査が陽性の場合の乳房の予防的切除などに対応が可能。がんゲノム医療の連携施設でもあり、進行がんや再発乳がんに対しても、臨床腫瘍科との緊密な連携でさまざまな薬物療法が可能となっている。

　術後は、再発防止目的で女性ホルモンを抑制するため太りやすくなり、再発リスクにも影響する。また、リンパ節郭清(手術)をした場合はリンパ浮腫も生じやすくなるため、栄養科による体重管理やリンパ浮腫ケア外来での治療も行っている。

尾﨑部長・野間部長からのアドバイス

正しい情報を得るために、信頼できるかかりつけ医を見つけましょう。紹介により同院を受診された患者さんには、乳腺医療に関わるそれぞれの分野の専門医が、責任を持って治療にあたります。

外来診療日

尾﨑・野間／月・火・金曜（午前・午後）、水曜（午前）
※紹介状持参要（検診のみは不可）

乳がん

外科手術・内視鏡手術・薬物療法・放射線療法

広島市立安佐市民病院　乳腺外科

船越 真人 主任部長

広島市安佐北区可部南 2-1-1
TEL 082-815-5211

【スタッフ】向田秀則・北口聡一・金子真弓

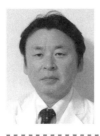

ふなこし・まひと
1987年広島大学医学部卒。広島大学病院、四国がんセンターなどを経て2012年より現職。日本乳癌学会評議員・指導医・乳腺専門医。日本外科学会指導医・専門医。乳房再建資格医。乳房マンモグラフィー・エコー資格医。日本臨床腫瘍学会暫定指導医。医学博士。

実績・成績
乳房手術／145例（科、2018年）
化学療法／総計1400例

治療
精度の高いチーム医療と最新機器で最適な治療を選択

　乳がんの治療は、手術や放射線治療、ホルモン剤、抗がん剤、分子標的治療薬などを組み合わせて行う。「乳がんの場合、同じステージであったとしても患者さん一人ひとりの症状によってまったく治療法が変わってきます。手術方法はもちろんですが、抗がん剤の種類や時期、長さなど、各々に最適な治療を提案しています」と船越主任部長は話す。

　手術は、乳房切除と乳房温存術の大きく2通りがあげられる。同主任部長は、腫瘍が広範囲に広がっていない場合は、患者の負担や整容性のことも考慮して乳房温存術をできるだけ選択し、皮膚が癒着しないように柔らかい自然な乳房を作るよう注力している。また、温存術・乳房切

除とも脂肪層を厚くして自然な膨らみが残るようにするなど、完成度の高い手術を行っている。

　同院では週に一度、乳腺外科・病理診断科・腫瘍内科・臨床検査部・放射線科・看護師が患者一人ひとりのカンファレンスを行い、最善の治療を検討。抗がん剤治療に関しては、抗がん剤専門医とチームで担当している。「病理診断科の金子先生は乳腺が専門で、診断レベルが高く非常に助けられています。乳がん治療はレベルの高い病理診断が重要です。また、術前術後の抗がん剤は腫瘍内科の北口先生が担当してくれており、抗がん剤治療も安心して受けることができます。専門性を持った各先生がサポートしてくれることで、再発防止に良い成績を残せていると思います」

　同院では、最近増えている若い患者にフォーカスした診断機器もそろえており、県下で最初に、3D画像診断ができるトモシンセシスマンモグラフィを導入。「20〜40歳代の若い女性は乳腺濃度が高く、通常のマンモグラフィだと白く映ってしまって腫瘍との区別がつきにくかったんです。トモシンセシスマンモグラフィは、断層画像を組み合わせて立体で見ることができるので、より正確な画像診断が行えるようになりました」

　エコーについても、最新式のARIETTA60（乳房内の腫瘍について鮮明な画像と硬さの色表示が可能）を導入しており、早期発見の診断サポートに役立っている。また、遺伝性乳がんの治療の認定も受けており、適応条件に合う希望者にはがん遺伝子パネル検査も行っている。

船越主任部長からのアドバイス

ネットなどで乳がんの情報があふれていますが、それらの情報に惑わされず、一人ひとりにあった治療を的確にアドバイスしてもらえる専門機関の受診をお勧めします。また、早期発見が大切ですので定期的に検査を受けましょう。

外来診療日

月・水・木曜（各午前）

JA広島総合病院　乳腺外科

大原 正裕 主任部長

廿日市市地御前 1-3-3
TEL 0829-36-3111

【スタッフ】梶谷桂子・厚井裕三子・金子佑妃

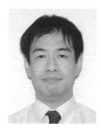

おおはら・まさひろ
2000年広島大学医学部卒。広島大学病院、県立広島病院、米国トーマスジェファーソン大学臨床腫瘍科研究留学を経て、2017年4月より現職。日本乳癌学会乳腺専門医・指導医。マンモグラフィー読影資格医。乳房超音波検査資格医。日本がん治療認定機構がん治療認定医。

実績・成績　乳腺悪性腫瘍手術／161例、良性手術／17例（大原、2017年）
乳腺悪性腫瘍手術／138例、良性手術／23例（同、2018年）

治療
県西部の乳がん治療の拠点として地域に貢献

　近年、乳がんの患者数は壮年期（現役世代）を中心に増加傾向にある。しこりを自覚して受診する患者や、集団検診・任意検診などで発見される場合も多い。

　マンモグラフィーや超音波などの検査で乳がんと診断された場合には、精密検査でステージを判断し、治療法を決めるための組織診を行う。乳がんの組織診は針生検(はりせいけん)とも呼ばれ、局所麻酔を使って針で組織の一部を採取して調べ、サブタイプを判断。5種類のサブタイプのどれに該当するかによって、薬剤の種類など有効な治療法が把握できる。

　同院は、広島県内11か所に定められた地域がん診療連携拠点病院で

あり、広島県西部地域におけるがん診療の中心的役割を担っている。高度で専門的ながん診療を行っており、地域の医療機関とも緊密に連携している。

同科では、乳がん治療ガイドラインを遵守した標準治療を行っており、手術・放射線療法・抗がん剤療法・ホルモン療法を組み合わせて最適な方法を選択している。日本乳癌学会乳腺専門医が大原主任部長を含めて３人在籍しており、うち２人は女性医師である。

同専門医に加えて放射線治療医・放射線診断医・エコー技師・マンモグラフィー技師などが集まって、他科・多職種連携会議を週一回必ず開催し、手術の方法の確認や検査の見直しなどを行って治療方針を毎週決定。併せて、化学療法室との会議も月一回行い、副作用に対するケアも入念に行っている。また同院は、遺伝性乳癌卵巣癌総合診療協力施設として認定されており、遺伝診療部の開設にも貢献している。

乳がん治療は早期発見が重要だが、検診の受診率はまだまだ少ないのが現状で、同主任部長は地域での啓発活動にも力を入れている。自治体と協力して市民センターなどで講演会を行っており、模型を使った自己触診の指導や、乳がんの知識、検診の重要性について解説している。「こうした活動が実際に早期発見につながることもあるので、積極的な発信で、病院の受診や検診の心理的敷居を低くしたいです」と話す。

大原主任部長からのアドバイス

乳がんの治療法は日々進化しています。怖がらずにきちんと検診を受け、しこりなど気になることを見つけたら、まずはお近くの乳腺専門医を受診しましょう。

外来診療日

初診／月・火・木・金曜（8:30〜11:00）
再診／月・木・金曜（8:30〜11:00）、
月・火・木・金曜（13:00〜14:30）

乳がん

外科手術・化学療法・支持療法

座談会

女性医師からみた乳がん診療のお話

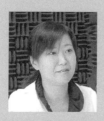

広島大学病院 乳腺外科
恵美 純子 診療医

えみ・あきこ。1999年広島大学医学部卒、広島大学原爆放射線医科学研究所腫瘍外科入局。2006年同大学院卒業後、現職。日本外科学会・日本乳癌学会各専門医。広島乳腺女性医師の会会長として女性医師のロールモデル育成や働き方改革に取り組む。

県立広島病院
土井 美帆子
臨床腫瘍科 部長

どい・みほこ。1995年広島大学医学部卒。日本内科学会・日本呼吸器学会各専門医。がん薬物療法専門医・指導医。がん治療認定医。

県立広島病院
野間 翠
乳腺外科 部長

のま・みどり。2001年広島大学医学部卒。日本外科学会・日本乳癌学会・日本超音波医学会各専門医。マンモグラフィ読影AS判定。乳腺エコーA判定。

JA広島総合病院
長谷川 美紗
形成外科 部長

はせがわ・みさ。2003年広島大学医学部卒。日本形成外科学会専門医。日本形成外科学会小児形成外科分野指導医。日本創傷外科学会専門医。

現在、乳がんを患う日本人女性は、11人に1人といわれるほど身近な病気となっている。そこで、乳がんの検診や診療について、臨床の最前線で活躍する4人の女性医師に、女性ならではの視点で語ってもらった。司会進行は、広島大学病院乳腺外科診療医で、広島乳腺女性医師の会会長を務める恵美純子医師にお願いした。

良い検診の必要条件

恵　美：乳がんは、自己触診や検診などで早期に発見できれば治癒をめ
　　　　ざせる疾患です。検診の必要性は大分認知されてきましたが、
　　　　まだまだ検診に行かない人が多いですね。受ける側にとって、
　　　　良い検診に必要な条件は何でしょうか？

野　間：まずは、技師や医師の技術が高く、十分な診断ができること。接
　　　　遇が良く施設がきれいなことや、予約が取りやすくアクセスが良
　　　　いことも大切です。女性スタッフも好まれるようです。
　　　　検診で要精査になったり、しこりなどの自覚症状がある場合、乳
　　　　腺専門クリニックなどの精査施設で検査を受けていただきます。

乳房再建のこと

恵　美：乳がん治療で女性として立ち向かわなければならない課題は、
　　　　手術による乳房の見た目の変化でしょうか。精神的なダメージ
　　　　は、すべての患者さんにとって大きな課題ですが、乳房再建と
　　　　いう方法も選択できるようになりましたね。

長谷川：乳房再建には、シリコン・インプラントで行う方法と、主に脂肪
　　　　を用いる自家組織で行う方法の2通りがあります。2013年から、
　　　　インプラントによる乳房再建が保険適用になっています。

恵　美：再建法は、各々の症例によって変わってくると思います。長谷
　　　　川先生のように女性としての視点で実際に手術される立場から、
　　　　各再建法の向き不向きについて教えてください。

長谷川：若い人で小ぶりのバストの方は、インプラントが向いています。
　　　　違和感なく、痛みも少ないですから。でも、術後のメンテナンス
　　　　が不可欠で、約10年で入れ替える必要があります。大きめのバス
　　　　トで下垂のある方は、自家組織でないとなかなか再現できません。

術後の痛みや筋力ダウン、手術瘢痕（はんこん）が大きく残ることが欠点ですが、メンテナンスは必要なく、乳輪や乳頭も形成しやすいです。バストは年齢とともに下垂するので、左右差が生じる可能性がありますが、ブラジャーを着けて洋服を着れば下垂はカバーできます。裸になったときの左右差を気にしなければ、下垂のある方でもインプラントでご満足いただけると思います。

恵　美：再建方法を選ぶにあたり、考慮すべきことは何でしょう？

長谷川：乳房再建にかけることができる時間は重要です。1回の手術で再建を行う方法もありますが、多くの場合、乳がんの手術と再建手術を2回に分けて行います。痛みの感じやすさや、どのタイミングで再建するかによっても選択が異なってきます。

恵　美：人生の段階やタイミングで再建法の選択も変わり得ますか？

長谷川：乳房の存在意義が、人生の段階によって変化していく人がいます。結婚前はセックスアピールとして異性を意識したものだったのが、出産後は授乳という乳腺本来の機能が重要となり、子どものためにあるものと変わっていく。子どもが成長すると、判断基準が自分だけに、という具合です。

子どもが小さい方は、入院期間が長くなる自家組織での再建は困るなど、育児を中心に考える人は多いです。腹直筋を取ると筋力ダウンするので、子どもを抱けなくなるかもしれないとか、インプラントだと子どもがぶつかってきて大丈夫だろうか、などの心配事はよく相談されます。

私は形成外科医になって以降、人生のターニングポイントで、「もし今、自分が乳房再建するとしたら」と自問し、答えを出すようにしています。結婚前は、柔らかいバストと妊娠のため腹直筋温存を優先して、下腹部の脂肪を使った再建を選ぶつもりでしたが、出産後は入院期間短縮のためインプラントにと考えが変わりました。今後また変わっていくかもしれません。

恵　美：私もよく「先生だったらどうしますか？」と聞かれることがあります。同性としての価値観を含めた選択肢として、尋ねられているわけですよね。そんなときはどう答えていますか？

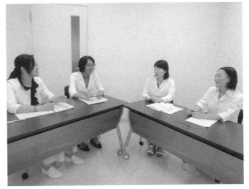
左から恵美、野間、土井、長谷川医師

長谷川：患者さんの置かれている状況、痛みの感じやすさ、異物への抵抗感、日常生活でどれだけ筋力を使用するかなどはさまざまですので、すぐにお答えしないようにしています。どう考えてもこの方法がお勧めというのがあれば、助言することもあります。

乳房切除のあとのケア

恵　美：次に、乳房切除後の補正下着や、手術瘢痕のケアであるテーピングやメイクアップについて説明してください。

野　間：補正下着は、カップ部分のスペースにパッドを収納できるものを基本とし、肌触りやフィット感を追求したものが出ていますから、実際に着けてみるのがいいですね。意外に、手持ちのカップ付きインナーでも見た目に問題なかったりしますよ。

長谷川：手術瘢痕のケアは、抜糸後に1～6か月ほど赤みが続いている期間中、紙製のテープを創痕（きずあと）に平行に1本線で貼付することをお勧めします。乳房切除後の瘢痕は赤く盛り上がりやすいのですが、テープ貼付で予防できます。それでも赤みが出て痒みを伴う方には、ステロイド含有テープの貼付を行うこともあります。メイクアップは経験がありませんが、乳房再建していなくても乳

輪さえあれば二次元的には乳房の存在感があるので、温泉に行くときなどに乳輪をメイクするのは効果的かもしれません。

化学療法の副作用による外見ケア

恵　美：治療で抗がん剤を使う場合、正常細胞にもダメージを与え、いろいろ副作用が出ます。そのうち、外見に関わる副作用で治療中だけでなく治療後も悩んでいる患者さんは多いですが、診察室では治療の必要な症状のケアを優先しがちです。

土　井：外見のケアは、強く推奨される科学的根拠に基づいた対処法がないことなどから、支援が不十分であることは否めません。ですが、ケアが患者さんのQOL（生活の質）の維持向上に役立つことが報告されていますし、サポートの強化が必要と考えています。

恵　美：治療に関連した苦痛の中で、一番多くあげられたのは何ですか？

土　井：脱毛ですね。患者さんのQOLに大きく影響します。乳がんで主に使用する抗がん剤は、いずれも脱毛を生じやすいです。化学療法を受けた約1500人の患者さんへのアンケート調査では、99.8％に脱毛がみられ、化学療法中に感じた苦痛では脱毛が最も多かったのです。

恵　美：脱毛には、どのようなケアがありますか？

土　井：脱毛は、治療開始から2〜3週間後に始まり、頭髪以外の全身の毛も抜けます。治療中は頭皮も敏感になっているので、清潔に保つことが重要です。

髪をぬるま湯で2分ほど流した後、シャンプーをしっかり泡立ててから、指の腹で頭皮を優しくもむように洗います。シャンプーは治療前から使用していたものでも構いません。ウィッグを使うなら、治療前に準備しておくことを勧めています。

「NPO法人ひろしまピンクリボンプロジェクト」が作成している「ひろしまウィッグマップ」は、とても多くの情報を得ることが

できで有用です。まつ毛については、接着剤のパッチテストで問題がなければ、つけまつ毛が可能です。

恵　美：脱毛ケアに関する情報は他にもありますか？

土　井：脱毛の予防や軽減に、化学療法中に頭皮冷却を行う方法が期待されています。

　　　　米国では、臨床試験で冷却装置を使った患者の半数で脱毛を予防できることが、2017年に報告されました。化学療法中、頭皮を3℃に維持するためのシリコン製のクーリングキャップ装着がポイントなのですが、日本人の頭部形状に適したキャップの開発や操作性などが課題で、日本ではまだ保険適用外です。

恵　美：脱毛のほか、爪や皮膚の変化も悩みとして多いですが、ケアについての相談窓口はありますか？

土　井：どの施設でも、乳がんの治療中の外見の変化をケアする「アピアランスケア」の研修を受けた看護師さんが外来やがん相談支援センターで対応しています。一人で悩まず何でもご相談いただきたいですし、私たちも情報提供をしていきたいです。

妊孕性の温存について

恵　美：抗がん剤を使う場合、卵巣の機能も低下してしまいます。多くの方で、治療開始から2～3か月のうちに月経がなくなり、年齢や個人差はありますが治療後も再開せず、そのまま閉経を迎えてしまうこともあります。化学療法により閉経するリスクはどれくらいありますか？

土　井：2種類の異なる作用機序の抗がん剤を組み合わせる療法での閉経リスクは、40歳以下で20％未満、40歳以上で20～80％です。多剤併用療法でのリスクはこれより高くなります。ホルモン療法を行う場合にも、薬剤を5～10年内服しますので、その間は胎

児の奇形が出る可能性があり、妊娠を控えなければなりません。例えば、30歳の方が最高10年のホルモン療法を受けた場合、治療完了時には40歳になっています。乳がん治療は長期間に及ぶ方も多いので、抗がん剤を使わなくても妊娠可能な期間が短くなっていくのが現実です。

恵　美：乳がん治療後に出産を希望される場合には、治療開始前に各々の卵巣機能の状態を確認したり、治療後の妊娠・出産の可能性や希望について考えておく必要がありますね。

野　間：県内の主な乳がん専門の施設は、県立広島病院の生殖医療科と連携し、妊孕性（妊娠のしやすさ）の温存に取り組んでいます。妊娠可能年齢で発症した患者さんの場合、希望に応じて受精卵や卵子、卵巣組織を部分的に採取し、凍結保存しています。

恵　美：広島大学病院でも妊孕性温存で実際に出産した方もおられます。

長谷川：ただ、がん治療後に体外受精のような高度生殖医療を行うと、自由診療ですから平均的に50万円前後かかります。そこで、広島県でも2018年度から費用の助成が始まり、体外受精にかかる費用の２分の１までで上限20万円の１回について、助成の申請が可能となりました。

恵　美：もちろん、乳がんの治療が最優先ですが、ご自分のがんの予後や妊娠の可能性をよく理解した上で、選択していただければと思います。

女性だからこその乳がん診療ポイント

☑乳房再建方法の選択は人生の「タイミング」「価値観」などさまざまです。

☑乳がん治療中の苦痛で多いのは「外見の変化」によるものです。

☑乳がん治療を受けても「妊娠できる力を温存する」取り組みがあります。

『どんなことも一人で悩まずご相談ください』

婦人科がん

名医がやさしく解説

増えている女性の病気
―― 婦人科がん診療の最新動向

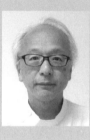

広島市民病院　婦人科
児玉 順一 主任部長

こだま・じゅんいち
1985年岡山大学産科婦人科入局。1991年より21年間岡山大学病院勤務。同准教授を経て、2012年広島市民病院着任。現在、総合周産期母子医療センターセンター長・婦人科主任部長・産科部長。産科婦人科専門医。婦人科腫瘍専門医。産科婦人科内視鏡学会技術認定医。がん治療認定医。周産期専門医。女性ヘルスケア専門医。

　婦人科の主ながんは、卵巣がん・子宮頸がん・子宮体がんである。卵巣がんは急速に発育するものが多く、初期段階で診断することは難しい。子宮にできるがんは、その位置によって子宮頸がんと子宮体がんに分けられる。ここでは、「どのような症状なら受診したらよいか」「がんと診断されたらどのような治療法があるのか」などについて、広島市民病院産科・婦人科の児玉順一主任部長に話を伺った。

罹患数・死亡数ともに増えている婦人科がん

　現在では、卵巣がん・子宮頸がん・子宮体がんいずれも、罹患数・死亡数ともに増加傾向にあります。罹患率の高さは子宮体がん・子宮頸がん・卵巣がんの順で、死亡率の高さは逆に卵巣がん・子宮頸がん・子宮体が

んの順になっています。婦人科がんの中では子宮体がんが治りやすく、卵巣がんが治療が難しいがんといえます。

また、小児や15〜39歳のAYA（思春期・若年）世代のがん患者数について調査・集計が行われ、20〜39歳の患者の約8割を女性が占めていたとする結果が公表されています（国立がん研究センター・国立成育医療研究センター、2019年）。

卵巣がん──進行が早いため注意が必要

卵巣がんは、「Ⅰ期」（がんが卵巣内に限局する）「Ⅱ期」（骨盤内に進展している）「Ⅲ期」（骨盤外に進展している）「Ⅳ期」（遠隔転移している）に分かれます。

代表的な卵巣がんは進行が早いのが特徴で、検査した時点では異常がなくても、半年後には症状が進んでいる場合もあります。下腹部にしこりや圧迫感などの症状があって受診したときには、すでにがんが進んで「Ⅲ期」になっている場合もあります。ただし、初期で見つかる種類の卵巣がんもあります。

代表的な卵巣がんは「Ⅲ期」で見つかることが多いため、治療は抗がん剤と手術の組み合わせになり、手術を先にする場合と、抗がん剤を先にする場合があります。抗がん剤は、パクリタキセルとカルボプラチンの併用（TC療法）が最も有効で、副作用が少ないとされています。がん組織に作用する分子標的薬のベバシズマブもあり、血管新生阻害剤で化学療法の途中から併用し、3週間に1回の点滴で1年以上投与します。

治療薬の最近のトピックスとして、PARP阻害剤があります。オラパリブというもので、当初は白金系抗悪性腫瘍剤感受性の再発の患者に使われていました。2019年6月からは、BRCA遺伝子変異陽性の「Ⅲ期」「Ⅳ期」の患者に、初回からの使用も可能になりました。遺伝子変異がある患者（陽性率24％）に使用すると、再発率が70％減らせることが分かっています。

子宮頸がん──ステージごとの治療が進化

　子宮頸がんは、ゆっくり進行するのが特徴で若年層で増えています。検診を受ければ、前がん病変で見つかることが多いがんです。

　前がん病変である上皮内腫瘍（CIN）にはCIN1・2・3があり、CIN1・2は経過観察で、CIN3（高度異形成と上皮内がん）から治療の対象となります。治療では、子宮頸部を円錐形に切り取る手術が主流です。この手術は早期子宮頸がん「IA1期」（深さ3mmまで）でも可能で、妊娠・出産もできます。閉経後の人は、子宮頸部円錐手術では、その跡が見えづらくなってその後の検診が難しくなるため、子宮を取る場合もあります。この場合、子宮全摘（単純子宮全摘）になります。

　「IA2期」（深さ5mm以上）から「II期」（子宮頸部をやや超える）では、子宮と膣の一部を、骨盤内のリンパ節を含めて広範囲に切除する、広汎あるいは準広汎子宮全摘手術を行います。当院では、「IA2期」（深さ5mm以上）から「1B1期」（4cm以下の大きさ）までは腹腔鏡手術が可能です。

　従来は、「II期」までは手術を行っていましたが、放射線療法（X線などの放射線を照射してがんを攻撃する方法）に化学療法を加えた化学放射線療法（CCRT療法）の成績が上がったため、「II期」に関してもこの療法を行う施設が増えています。抗がん剤としては、シスプラチンが標準になっており、この療法で「III期」でも良好な成績を収めています。

子宮体がん──女性ホルモンと深い関係

　最近、増えているのが子宮体がんで、赤ちゃんを育てる子宮の内側を覆う内膜に発生するがんです。子宮体がんの割合が増えている要因として、食生活の欧米化や脂肪の摂取量の増加をあげる医師や研究者もいます。

　子宮体がんは、月経時以外の出血やおりものががん発見の大きな手がかりなため、日常生活でいつもとは違う出血があれば、速やかに検査を受

けましょう。また、子宮体がんは女性ホルモンと関係が深いがんで、妊娠経験のない人や無排卵などの排卵障害のあった人、肥満・糖尿病・高血圧の人も、ホルモンバランスの崩れによって子宮体がんになりやすいとされています。

子宮体がんは、がんが子宮体部にとどまっている「ⅠA期（筋層の半分まで）」「ⅠB期（筋層の半分を超える）」と、子宮頸管に進展している「Ⅱ期」「Ⅲ期」「Ⅳ期」に分かれます。子宮体がんは「ⅠA期」の場合が多く、指定施設なら保険適用で腹腔鏡手術が可能です。「IA期」までであれば、切除するのは子宮と卵巣卵管、骨盤リンパ節になります。

また、2018年4月から、手術支援ロボット「ダヴィンチ」を使ったロボット支援下手術も保険適用となりました。患者さんにとっては、ロボットの方がより緻密な操作による手術が可能なため、出血や痛みが少ないのですが、手術時間がやや長くなる特徴があります。

進行していた場合には、化学療法と手術の併用になります。化学療法は、卵巣がんと同じTC療法を使用します。また、MSI-High固形がんに対して、免疫チェックポイント阻害剤が、最近、保険適用になりました。子宮体がんはMSI-Highの頻度が高く、再発後に化学療法を行っても効果がない場合に期待されてる治療の一つです。

前がん状態の異型子宮内膜増殖症では、子宮温存の希望がない場合は子宮全摘手術になります。一部の初期がんに対しては、ホルモン療法により子宮を温存した治療が可能な場合もあります。

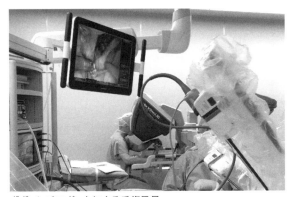

ダヴィンチロボットによる手術風景

名医がやさしく解説

子宮頸がんのワクチン 予防・検診と最新診療

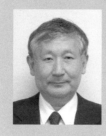

中国労災病院　産婦人科
藤原 久也 部長

ふじわら・ひさや。1986年広島大学医学部医学科卒。1990年同大学院医学研究科卒業。米国コロンビア大学（留学）、広島大学大学院医歯学総合研究科産科婦人科学講師・准教授を経て、2012年より現職。日本産科婦人科学会産婦人科指導医。日本婦人科腫瘍学会専門医制度婦人科腫瘍指導医。日本女性医学会学会認定女性ヘルスケア暫定指導医。

子宮頸がんは年間約1万人が罹患、そのうち約2900人が亡くなっており、患者数・死亡者数とも近年増加傾向にある。特に、20〜40歳代の若い世代での罹患の増加が著しくなっている。そこで、子宮頸がんの治療法と予防HPVワクチン接種の有効性や効果について、中国労災病院産婦人科の藤原部長に話を伺った。

子宮頸がんの発生原因・症状・診断

　子宮がんには、子宮の入口付近（頸部）に発生する子宮頸がんと、子宮の奥（体部）にできる子宮体がんがあります。発生する場所の違いだけでなく、原因や特徴も異なる別の病気で、子宮頸がんは20〜40歳代の若

い女性に多く、ヒトパピローマウイルス（HPV）感染の関連性が高いことが分かっています。

HPVはDNAウイルスで100種類以上の型があり、このうち子宮頸がんの発生に関連ある高リスク型と、尖型コンジローマなどの良性腫瘍の原因となる低リスク型に分類されます。HPVは一般的なウイルスで、性器や口などを介して男女ともに感染しても無症状のことが多く、感染は一過性に終わり、病気が発生しない場合がほとんどです。

高リスク型のHPVウイルスは、子宮頸部に感染するとHPVは細胞内にとどまるものの、約90％の人で２年以内に自然排出して正常化します。一方、感染が持続してHPVのDNAの一部が子宮頸部の細胞に組み込まれると、HPV由来のたんぱく質が産生され、頸部細胞のがん抑制たんぱく質や遺伝子を不活化させることが一因となって、軽度異形成、中等度異形成、高度異形成、上皮内がんを経て、子宮頸がんが発生します。

子宮頸がんの診断は、まず子宮頸部の細胞診検査を行い、異形成やがんの疑いがある場合には、専門の施設でコルポスコープという拡大鏡で子宮頸部の観察を行いながら、病変部の組織を採取（生検）します。そして病理組織検査を行い、異形成や、上皮内がん・浸潤がんの区別の診断を行います。子宮頸がんと診断されたら、画像検査（CT、MRI、PETなど）や、子宮の周囲にある組織へのがんの広がりやリンパ節・他臓器への転移の有無を調べて、がんの進行期（ステージ）が決定されます。

子宮頸がんの治療は最初が肝心

子宮頸がんは、早期に発見されれば、治療により比較的治癒しやすいがんとされます。ただし、他のがんと同様に、進行がんになると治療が難しくなります。

治療法は、手術療法・放射線療法・化学療法（抗がん剤）の３つを、単独もしくは組み合わせて行います。病気のステージと、患者さんの年齢

婦人科がん

名医がやさしく解説

子宮頸がんのワクチン予防・検診と最新診療

や治療後の妊娠希望の有無、合併症(持病)の有無などにより、担当医と十分に話し合って最適な治療法を選択することが大切です。

　初期がんまでで、妊娠・出産の希望がある場合には、子宮を温存する治療を選択することも可能で、子宮頸部円錐切除術(子宮の入り口のみを部分的に切除)を行います。この治療では、将来の妊娠や分娩も可能ですが、子宮の入り口が狭くなって月経血が外に出にくくなることや、妊娠した場合に流産や早産率が高くなることもあります。レーザーなどで病変部を焼くだけの治療法もありますが、正確な診断ができません。

　一方、子宮を残す希望がない場合には、病気の程度により、単純子宮全摘術や広く大きく摘出する広汎子宮全摘術を行います。がんが子宮を越えて膀胱や直腸など他の臓器に転移している場合は、基本的に手術は選択されず、放射線・化学放射線療法の単独もしくは組み合わせた治療が、患者さんの年齢や体力、全身状態などに合わせて行われます。

予防にはHPVワクチンによる一次予防を

　子宮頸がんの予防には、一次予防(HPVワクチンによるHPV感染の遮断)と二次予防(細胞診・HPV検査などの検診)を行うことが有効です。HPV感染は、子宮頸がん以外にも外陰がん・膣がん・肛門がん・中咽頭がん・陰茎がんの発生原因になっていることも明らかになっており、HPV関連がんと呼ばれています。

　現在、国内で承認されているHPVワクチンは2種類があり、効果のあるHPVの型によって2価(16、18型)と4価(6、11、16、18型)で、3回筋肉注射をします。これにより、頸がんの60～70%が予防されますが、現在では、HPVワクチン接種後の慢性疼痛やその他の要因により、定期接種の積極的推奨が一時中止されて、本来、予防し得るHPV関連がんのリスクにさらされたままとなっています。国の専門家委員会で検討がされていますが、早期の推奨接種の再開が待たれます。

一方、海外では、9価ワクチンの2回接種による有効性・安全性が認められ、多くの国で認可されて90％以上の頸がんの予防が見込まれています。このように、HPVワクチンが実用化されて子宮頸がんの減少が世界的に期待されていますが、国内では現在、HPVワクチン接種が大きく立ち遅れており、さらに、検診受診率の低さが大きな課題となっています。

予防に勝る治療はない

日本産婦人科学会婦人科腫瘍委員会の報告によると、治療開始年別の進行期別子宮頸がんの5年生存率は、1979年：Ⅰ期88.0％・Ⅱ期77.3％・Ⅲ期56.9％・Ⅳ期23.5％、2012年：Ⅰ期92.9％・Ⅱ期75.5％・Ⅲ期58.2％・Ⅳ期26.7％と、さまざまな治療法が工夫されているにもかかわらず、この30年間で改善がみられていない現状です。

厚生労働省によると、HPVワクチンの接種でHPVの感染や子宮頸部の異形成を予防する効果が確認されています。HPVワクチン接種により、595〜859人（10万人あたり）が子宮頸がんの罹患を回避でき、また、144〜209人（10万人あたり）が子宮頸がんによる死亡を回避できると期待されています。ワクチンを受けた後は、激しい運動は控えて体調の変化に十分に注意し、もしも気になる体調変化があればかかりつけ医などに相談しましょう。

このように、子宮頸がんの予防にはHPVワクチンによる一次予防がまず大切で、次に、子宮頸がん検診で早期発見・治療（二次予防）が重要です。子宮頸がんは、通常、早期ではほとんど自覚症状がありませんが、進行するに従って異常なおりものや月経以外の出血（不正出血）、性行為の際の出血、下腹部の痛みなどが現れてきます。これらの症状がある方は、婦人科の早めの受診をお勧めします。

広島市立広島市民病院　婦人科

児玉 順一 主任部長

広島市中区基町7-33
TEL 082-221-2291

【スタッフ】中西美恵・依光正枝・片山陽介・依田尚之

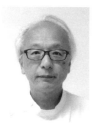

こだま・じゅんいち
1985年岡山大学産科婦人科入局。1991年より21年間岡山大学病院勤務、准教授を経て2012年から広島市民病院勤務。現在総合周産期母子医療センターセンター長、婦人科主任部長。産婦人科専門医。婦人科腫瘍専門医。産科婦人科内視鏡学会技術認定医。がん治療認定医。周産期専門医。

実績・成績
婦人科手術／約1000件（うち腹腔鏡手術約500件〈科、年間〉）
子宮体がん／78件、卵巣がん／49件
子宮頸がん（子宮頸部上皮内腫瘍を含む）／167件

(以上、科、2018年)

治療
2つの専門資格を同時に持つ県内でも数少ない医師の一人

　近年、子宮がんをはじめとする婦人科がんの治療では、内視鏡手術の1つである腹腔鏡手術が用いられるようになった。腹腔鏡手術の利点は、大きく腹部を切開する必要がないため、開腹手術に比べ痛みや出血が少なく回復も早いことだ。2014年4月には初期の子宮体がんへの腹腔鏡手術が保険適用となり、症例数が増加している。

　安全性の高い内視鏡手術を普及するため、日本産科婦人科内視鏡学会では技術認定を行っている。内視鏡学会による技術認定医の資格と、日

本婦人科腫瘍学会専門医の両方の資格を同時に持つ医師は、広島県内でまだ数名しかいない。同科にはその２つの資格を同時に保有する医師が、児玉主任部長を含め２人在籍。他院では多くの場合、どちらかの資格のみを持つ医師が複数で腹腔鏡手術を行っているが、同院では両資格保有医師らが執刀することで、より安全な手術を提供している。

　また2019年４月より、初期の子宮体がんの内視鏡手術において、手術支援ロボット「ダビンチ」を用いたロボット支援手術を開始。ロボットアームに長い特殊な鉗子を取り付けて、コンソールを用いて操作する。

　このロボット支援手術では、手術画像が立体的な３ＤのＨＤ画像で表示され拡大率も高いなど、従来よりも緻密で精細な手術が可能。細い血管も見逃さず止血できるため、出血量は減少する。アームの動きは機械で操作されるため、無理な力がかからず術後の痛みが従来の腹腔鏡手術よりさらに少なくなった。

　卵巣がんに対しては、手術と化学療法を組み合わせた治療が柱となる。近年、アバスチンやリムパーザといった、がん組織のみに作用して細胞の成長を抑制したり、細胞死を起こさせる分子標的薬などの新しい薬が出ており、治療成績が上がっている。個々の患者の状態に合わせ、最良の治療を提供している。

児玉主任部長からのアドバイス

子宮頸がんは検診を受けること、子宮体がんは症状として不正出血があるので、気になる出血があれば早めに受診を。腹腔鏡手術は実績のある病院を選ぶことをお勧めします。

外来診療日

水・木曜

子宮がん・卵巣がん

腹腔鏡手術・化学療法・放射線治療

子宮がん・卵巣がん

手術療法・化学療法・放射線治療

広島大学病院　産科婦人科

平田 英司 統括医長

広島市南区霞1-2-3
TEL 082-257-5555

【スタッフ】工藤美樹・古宇家正・占部 智・野坂 豪・関根正樹・大森由里子・
山崎友美・定金貴子

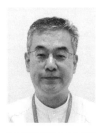

1996年長崎大学医学部卒。JA尾道総合病院、呉共済病院、四国がんセンターなどを経て2007年より広島大学病院。2018年より現職。日本産科婦人科学会産婦人科専門医、幹事(広報委員)。日本婦人科腫瘍学会婦人科腫瘍専門医。日本臨床細胞学会細胞診専門医。

実績・成績 婦人科手術／400件（うち子宮体がん52件、卵巣がん37件、子宮頸がん90例〈子宮頸部上皮内腫瘍57例含む〉）
腹腔鏡手術／80件　　　　　　　　　　　　　（以上、科、2018年）

治療
最新の知見・情報に基づき、専門性に深く根ざした治療

　同科には、平田統括医長を含む日本婦人科腫瘍学会婦人科腫瘍専門医が3人在籍しており、これだけの顔ぶれが揃うのは県下で唯一。その筆頭である工藤教授は、日本産科婦人科学会常務理事(基準学会)や日本婦人科腫瘍学会理事を務め、同統括医長は日本産科婦人科学会幹事や日本婦人科腫瘍学会評議員、卵巣がん治療ガイドラインの作成委員を務めるなど、婦人科がん診断治療指針に重要な役割を果たしている。

　「標準治療とは、保険診療で行う最低限の治療という意味ではなく、常に、その時代の最高・最適の治療を指します。当科の治療は、カンファレンスで

さらに厳格に決められたより最適な診療です。ガイドライン作成に深く関わっている専門医がおり、標準治療＝最適な治療とは何かということを、最も理解している科であると自負しています」と同統括医長は強調する。

　近年、婦人科の早期がんには他科同様、内視鏡手術や分子標的治療薬などの新規抗がん剤の開発などにより、低侵襲手術が可能となってきている。同科でも、初期がんに対する低侵襲治療として腹腔鏡下子宮摘出術や、医療ロボット「ダビンチ」によるロボット支援下手術についての施設認定も取得しており、産科婦人科内視鏡学会専門医が在籍して随時実施している。

　一方、進行がんの手術療法に対しては、必ずしも縮小手術の傾向には向かっておらず、卵巣がんでは残存腫瘍が少ない場合に抗がん剤の効果が上がり、生存率も高くなるとされる。治療に関する最新情報がいち早く集まり、知識と経験が豊富な医師が揃う同科は、進行がんや稀少がんなどの治療における地域の拠点となっている。

　国が推進するがんゲノム医療について、全国30数か所の中核拠点病院が指定されているが、同院遺伝子診療部には2019年４月より、日本人類遺伝学会臨床遺伝専門医・日本臨床腫瘍学会がん薬物療法専門医の資格を持つ檜井教授が着任した。同科は遺伝子診療部と連携しながら、最先端のがんゲノム検査・がんゲノム医療を実施できる環境下にある。また、複数の臨床遺伝専門医や全国でも数少ない認定臨床遺伝カウンセラーも在籍しており、県外も含めて他施設から紹介を受けた患者も積極的に受け入れている。

子宮がん・卵巣がん

手術療法・化学療法・放射線治療

平田統括医長からのアドバイス

不正出血など、少しでも気になることがあったら、近くの婦人科を受診しましょう。紹介先に当院を指定していただいても結構です。軽症から重症に至るまで、かかりつけ医の紹介の受け皿となって、最新・最適な治療を実施しています。

外来診療日

平田／水・金曜（8:30 ～ 11:00）
※婦人科の指定日なし（ほぼ毎日、婦人科腫瘍専門医が対応可能）

県立広島病院　産婦人科
白山 裕子 部長

広島市南区宇品神田 1-5-54
TEL 082-254-1818

【スタッフ】三好博史・中島祐美子・浦山彩子・上田明子・三浦聡美・野村有沙

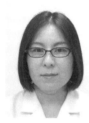

しろやま・ゆうこ
1995年広島大学医学部卒。国立呉病院、県立安芸津病院、四国がんセンターなどを経て、2017年より現職。日本産科婦人科学会専門医。日本婦人科腫瘍学会婦人科腫瘍専門医。日本臨床細胞学会細胞診専門医。

実績・成績　婦人科手術／320件（うち腹腔鏡手術47件、子宮鏡手術21件）
子宮体がん／23例、卵巣がん／30例
子宮頸がん／19例（子宮頸部上皮内腫瘍を含まず）

（以上、科、2018年）

治療
婦人科腫瘍専門医と他科連携による集学的治療に精通

　同院では、婦人科腫瘍専門医である白山部長をはじめとするスタッフが、臨床腫瘍科や放射線診断科・治療科、臨床研究検査科・病理診断科などの専門医と連携して診断・治療にあたっている。
　子宮頸がん・子宮体がん・卵巣がんには、手術療法・放射線療法・化学療法（抗がん剤治療）の集学的治療を実施している。また、初期の子宮頸がん・子宮体がんで妊娠出産を希望する患者には、子宮を温存する治療を選択することも可能。同院には総合周産期母子医療センターがあり、妊娠に合併したがんの治療も行っている。

卵巣がんでは、プラチナ製剤を含む抗がん剤治療に奏効した、再発卵巣がんに対して分子標的薬オラパリブの内服維持療法が保険適用になった(2018年1月)。

抗がん剤の多くは、がん細胞だけでなく正常な細胞も攻撃してしまうため、重い副作用を発現させることも少なくない。分子標的薬は、ゲノム・分子レベルでがん細胞の特徴を認識し、がん細胞の増殖や転移を行う特定の分子だけを狙い撃ちするため、正常な細胞へのダメージが減少しており、従来のがん治療薬に比べると患者への負担が軽減している。2019年6月には、卵巣がんでBRCA遺伝子に異常のある患者に対して、初回の化学療法後の維持療法も保険適用になった。

同院では、遺伝性乳がん卵巣がん(HBOC)の診療も行っている。HBOCと診断された米国の女優が、2013年に乳房を、2015年に卵巣・卵管をがんになる前に摘出したことで注目を集めた。

HBOCとは、BRCA1あるいはBRCA2遺伝子の変異を生まれつき持っていることで、若年で乳がんを発症したり、家系内に卵巣がんや乳がんになった人がいるなどの特徴がある。同院では、遺伝子カウンセリングや遺伝子検査を行っており、HBOCと診断されれば予防摘出手術も可能である。

がん治療には、最新の臨床研究に基づいた最善の治療方法としてガイドラインが設定されている。同院では、ガイドラインを踏まえた上で患者各々の事情を最大限にくみ取りながら、最適な治療を提供している。

白山部長からのアドバイス

患者さん一人ひとりで体の状態も違いますし、さまざまな事情がおありだと思います。その都度相談しながら、最善の治療方針を一緒に考えていきましょう。

外来診療日

水・木曜（午前・午後）、金曜（午前）

広島市立安佐市民病院　産婦人科

熊谷 正俊 主任部長

広島市安佐北区可部南 2-1-1
TEL 082-815-5211

【スタッフ】本田 裕・向井百合香・佐藤優季

くまがい・まさとし
1988年広島大学卒。広島大学病院、国立病院機構呉医療センター、県立広島病院などを経て、2018年
4月より現職。日本産科婦人科学会産婦人科専門医・指導医。日本婦人科腫瘍学会婦人科腫瘍専門医・
指導医。日本がん治療認定医機構がん治療認定医。日本臨床細胞学会細胞診専門医・教育研修指導医。
日本周産期・新生児医学会周産期専門医（母胎・胎児）・指導医。など

実績・成績　婦人科手術／315例（うち子宮頸部上皮内がん・子宮頸部高度異形成36例、
　　　　　　子宮頸がん2例、子宮体がん27例、卵巣がん・卵管がん・腹膜がん25例）

（以上、科、2018年）

治療

婦人科系がんに多数の臨床経験を持つスペシャリスト

　子宮がんは、子宮頸がん（子宮の出口にできる）と子宮体がん（子宮の奥にできる）の二つに分けられる。

　近年、食生活やライフスタイルの変化により子宮体がんが増加傾向にある。原因は、女性ホルモンのエストロゲンが発症に関与していることが多く、「肥満」「閉経が遅い」「出産経験がない」などにより、発症リスクが高まることが分かっている。進行がんは症状に応じて、外科的切除と化学療法を組み合わせて選択し、緩和的治療として放射線治療を行うこともある。

　子宮頸がんは、前がん病変である高度異形成や上皮内がん、微小浸潤がんまでの症例では、子宮頸部円錐切除やレーザー蒸散術などで子宮の温存も可能。子宮体がんやⅡ期までの子宮頸がんに対しては、基本的に手術を行っ

ている。出血が予想されるときには、患者自身の血液を事前に採血・保存する自己血を用意している。子宮内膜症や子宮筋腫、卵巣嚢腫などの良性疾患では、腹腔鏡下手術など低侵襲手術の割合を増やしており、将来的には、子宮体がんにも腹腔鏡下手術やロボット支援下手術を取り入れる方針である。

熊谷主任部長は、婦人科系がんに多数の臨床経験を持つエキスパート。「がんの手術では、子宮周囲の組織を広く取り除くことで、排尿障害や下肢リンパ浮腫といった合併症が生じることもあります。それを防ぐために、必要最小限の切除でがんを取り除き、周囲の臓器や排尿に関わる神経などは温存し、リンパ節郭清の範囲については起こり得る合併症について十分に説明して、患者さん一人ひとりの術後の生活を考えた手術を心がけています」

手術の際には、子宮の牽引時に捻れが加わるだけで解剖学的に誤認識が起こってトラブルにつながるため、助手を務める若手医師に対して子宮を引く角度にも意識を向けるよう指導しながら、丁寧で確実な手術を信条としている。卵巣がんで出産を希望している患者の場合、症例によっては子宮と健側卵巣を残す妊孕性温存手術を行うこともある。同主任部長はさまざまな選択肢を用意し、メリット・デメリットをすべて話した上で、患者の要望とすりあわせながら治療法を決定している。

また同院では、放射線科・病理診断科・緩和ケア内科などと連携したチーム医療にも力を入れており、放射線や抗がん剤など患者の負担を考えながら、ガイドラインに沿った治療を行っている。

熊谷主任部長からのアドバイス

婦人科系のがんは、婦人科腫瘍専門医がいる病院にかかられるほうが安心です。治療法を最終的に決断するのは患者さん本人です。不安なことがあれば、自分自身が納得するまで担当医に質問したり、セカンドオピニオンを利用するのもよいかと思います。

外来診療日

水・金曜　※紹介状必須

子宮がん・卵巣がん

外科的手術・化学療法・放射線治療

がん その他
──頭頸部がん、甲状腺がん、口腔がん、骨軟部腫瘍、
皮膚がん、血液がん、小児がん

広島大学病院　耳鼻咽喉科・頭頸部外科

上田 勉 准教授

広島市南区霞1-2-3
TEL 082-257-5555

【スタッフ】濱本隆夫・河野崇志・樽谷貴之・古家裕巳・築家伸幸

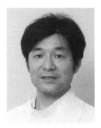

うえだ・つとむ
1994年広島大学医学部卒。呉医療センター耳鼻咽喉科に勤務後、広島大学大学院に戻る。2003年から再び呉医療センター。2008年に国立がんセンター東病院で研修後、呉医療センターを経て、2010年に広島大学病院。2018年から現職。英国に短期留学。耳鼻咽喉科専門医・指導医、頭頸部がん専門医・指導医、がん治療認定医、気管食道科専門医など。

実績・成績　悪性腫瘍手術／162例、良性腫瘍手術／82例（以上、科、2017年）

治療

機能温存を考慮、集学的治療で根治目指す

　頭頸部がんは、鎖骨より上、脳より下に発生する悪性腫瘍のことである。甲状腺がん、喉頭がん、咽頭がん（上咽頭・中咽頭・下咽頭）、口腔がん（舌がんなど）、唾液腺がん（耳下腺がん、顎下腺がんなど）、鼻・副鼻腔がんなど多岐にわたる。頭頸部がんの90％以上は扁平上皮がんで、頭頸部がんが、がん全体に占める割合は5～8％程度。

　頭頸部がんでは手術と放射線治療が唯一、治癒が可能な治療法で、化学療法は手術や放射線治療と併用が原則であり、単独での治癒はない。化学療法の進歩は目覚ましく、分子標的薬や免疫チェックポイント阻害

剤も使いながら治療している。手術、放射線治療、化学療法の三者をうまく組み合わせた集学的治療を行う場合が多い。早期発見・早期に表在がんの状態で治療することで、大きな手術や化学放射線治療を避けることができる。ただ、頭頸部がんは進行しないと特徴的な症状が出にくい特徴がある。

口腔がんは舌、口内痛、咽頭痛、嚥下痛がみられる。口の中は自分でもよく見えるので、おかしいなと思ったら受診を勧めている。鼻・副鼻腔がんは、鼻出血、膿性鼻汁、鼻閉、頬部腫脹、複視（二重にみえる）、眼球偏位、口蓋腫脹の症状がある。上咽頭がんは、鼻閉、鼻出血、耳閉感、難聴、複視、頭重感、頭痛など、中咽頭がんは、咽頭違和感、異物感、嚥下困難、血痰など、下咽頭がんは、咽頭痛、嚥下困難、嗄声（声のかすれ）などの症状で、いずれも頸部リンパ節腫脹で発見されることも多い。喉頭がん(声門がん・声門上がん・声門下がん)は、部位により症状が異なるが代表的な症状は嗄声である。

同院では、大きな再建手術（がんを切除した後の欠損部に体のほかの部位から皮膚や筋肉、骨などを移植して修復する）から、早期発見の表在がんの治療まで幅広く行っている。首に創が残らないように、内視鏡で甲状腺を摘出する手術のほか、低侵襲手術支援ロボットダビンチによる咽頭手術も開始。放射線診断科・放射線治療科、がん化学療法科、形成外科、歯科などの医師とも連携し、チーム医療を実施している。

上田准教授からのアドバイス

飲み込みにくい、首が腫れる、声がかすれる、鼻血、口内炎が治りにくいなどの症状が続くときには、耳鼻咽喉科で診てもらってください。最近は、胃カメラ検査で咽頭の表在がんが見つかるケースも多くなっています。

外来診療日

火曜（午前・午後）

頭頸部がん

外科手術・放射線療法・化学療法

広島市立広島市民病院　耳鼻咽喉科・頭頸部外科

井口 郁雄 上席主任部長
江草 憲太郎 主任部長　皆木 正人 副部長

広島市中区基町 7-33
TEL 082-221-2291

【スタッフ】綾田展明・福増一郎・三浦直一・竹本怜子

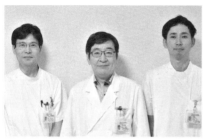

いのくち・いくお（中）
1981年獨協医科大学卒。日本耳鼻咽喉科学会認定専門医・指導医。日本頭頸部外科学会頭頸部がん専門医・指導医。

えぐさ・けんたろう（左）
1992年岡山大学医学部卒。日本耳鼻咽喉科学会認定専門医・指導医、臨床遺伝専門医。

みなぎ・まさひと（右）
2004年鳥取大学医学部卒。日本耳鼻咽喉科学会専門医・指導医、日本頭頸部外科学会頭頸部がん専門医、日本がん治療認定医機構がん治療認定医。

実績・成績　外科手術（年間）／約700例、頭頸部がん新患治療件数（年間）／約150例（手術症例80例、放射線・化学療法70例）
喉頭がん／5年患者数約70人、5年生存率93％
口腔がん（舌がん含む）／5年患者数約80人、5年生存率84％
甲状腺がん／5年患者数約220人、5年生存率99％　　　　（以上、科）

治療
病院の総合力であらゆる手技を尽くす頭頸部がん治療

　同科は、院内の他科連携を緊密にし、食べる・飲むなどの機能が集中する頭頸部(とうけいぶ)のがん治療にあたっている。手術・放射線化学療法・免疫療法などを駆使し、可能な限り機能温存させる治療は全国的にも評価が高い。
　症例としては、口腔(こうくう)がん、喉頭(こうとう)がん、下・中咽頭(いんとう)がんが多い。口腔がんの中で最も多いのが舌(ぜつ)がんで、早期で腫瘍(しゅよう)が2cm程度のものは口内法で切除可能で後遺

症も少ない。進行した舌がんの場合には、前外側大腿皮弁などを移植する再建手術を行う。腫瘍が4cm以上の場合では通常は手術になるが、一日2回の多分割照射を行う放射線治療を採用することで、治癒率を高めつつ機能温存に努めている。

女性に多い甲状腺がんでは、頸部付近に大きな手術痕が残ることから、近年では整容面を重視した内視鏡手術が全国で始まっている。喉ぼとけから左右離れた箇所に5mm程度の穴を開けて内視鏡カメラを挿入し、鎖骨の下に2.5センチの穴を開けて手術を行うため、手術痕がほとんど気にならない。

男性に多いとされる喉頭がんや下咽頭がん、中咽頭がんは、その多くがお酒やたばこが原因とされており、近年、胃カメラ検査の最中に偶然発見される場合も少なくない。こういった早期のがんほど切除で完治が可能である。

早期のがんは、経口腔的硬性内視鏡下手術 (TOVS) で口から内視鏡を見ながら切除する。下咽頭がんであっても、内視鏡的粘膜下層剥離術 (ESD) で体に負担をかけずに切除できるケースも少なくない。ただし進行がんの場合は、他科連携による再建手術や放射線化学療法を行う。

以前は、手術と放射線化学療法を尽くしても完治できない場合があったが、近年では、研究が進んだオプジーボ (免疫を活性化させる抗がん剤) による治療が加わり、あらゆる手技を尽くした治療が可能になった。同科では、医師だけでなく他科の医師や看護師、事務スタッフらとともに緊密に話し合いを重ねながら、「顔の見える連携」で心が通う治療体制を築いている。

井口上席主任部長からのアドバイス

頭頸部に痛みや腫れなどの症状が出た場合は、早めにかかりつけ医を受診されることをお勧めします。一人で不安な思いをするのではなく、医師とともに治療方針を共有していきましょう。

外来診療日

井口／月(8:30〜14:00)、水(第2・4、14:00〜17:00)、木曜(8:30〜17:00)
江草／火、水、金曜(第1・3・5、8:30〜17:00)
皆木／火(第1・3・5)、水、金曜(8:30〜17:00)

国立病院機構 呉医療センター　耳鼻咽喉科・頭頸部外科

立川 隆治 科長
西 康行 医師
大林 敦人 医師

呉市青山町 3-1
TEL 0823-22-3111

【スタッフ】小田尊志・臼杵直人・世永博也

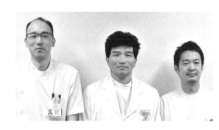

たつかわ・たかはる（中）
専門／頭頸部がん、睡眠時無呼吸症候群

にし・やすゆき（左）
専門／頭頸部がん、小児耳鼻咽喉科

おおばやし・あつと（右）
専門／頭頸部がん、鼻科手術

実績・成績　手術／1139件（うち口腔咽頭腫瘍52件、喉頭腫瘍11件、唾液腺腫瘍12件、甲状腺腫瘍22件、鼻副鼻腔腫瘍3件、その他頸部腫瘍33件、頸部郭清術32件）　　　　　　　　　　　　　　　　　（以上、科、2018年）

治療

最先端の頭頸部癌治療で高齢者の QOL を確保

　全国的にも高齢化率が高い呉地区にある同センターは、高齢者頭頸部癌において最先端の診療施設であり、80〜90歳代患者の手術も多く手がける。患者の負荷を最小限に抑えるため、再建が必要な手術は他科との同時手術により、短時間手術を行っている。

　頭頸部の癌は、呼吸・嚥下・感覚などに関連する重要な器官が集中するが、これらの部位の進行癌であっても、同センターは手術経験も豊富で大きな手術が多いのも特徴である。

とりわけ、下咽頭(食道の入り口)における進行癌の症例が多く、喉頭(気管の入り口)にまで広がるケースが多い。気管側の喉頭は摘出し、人工喉頭などの代用発声による対応となるが、食道部は、腸の一部(空腸)を採取して食道を再建する移植手術となる。栄養血管などもつなぐため長時間手術になるが、外科・形成外科と連携し、全国的にみても最短時間で施行している。

舌癌の症例も多いのが特徴で、早期癌は切除のみで終わるか顎の下や胸部からの再建で対応するが、進行癌の場合、舌を大きく切除した後に腹直筋と皮膚を移植するか、外側大腿筋と皮膚を移植する。これらの再建手術でも、形成外科によるドナー採取を同時に行い、短時間手術で患者の負担を最小限にとどめている。

頭頸部癌は、術後に食事や会話などの機能が損なわれることもあるため、患者・家族の希望をヒアリングしながら治療方針を決める。また、頭頸部癌の抗癌剤治療ではシスプラチンを中心に2～3剤の抗癌剤を使用。他の癌と比べて効果も大きいが、骨髄など体への負荷も大きいため、高齢者には慎重に選択する必要がある。同センターは高齢者に対する抗癌剤の治療経験が豊富である。

また、放射線治療の場合には唾液腺障害による唾液分泌低下などの副作用もあるため、患者が求めるQOLをめざして治療方針を決定する。こうした中で、同センターでは全例IMRTの放射線治療を行う。癌に絞って放射線を集めることで、他の器官への影響を極力抑える治療が可能である。

また同センターには、全国でも数少ない、大人数が入れる第二種の高気圧酸素治療室があり、放射線治療で障害を受けた臓器の組織回復を図る設備も充実している。

立川科長からのアドバイス

「声がかすれる」「舌が痛い」「喉のイガイガや閉塞感がずっと続いている」などの場合には、まずは耳鼻咽喉科を受診してみてください。頭頸部の早期の癌であれば、侵襲の少ない切除のみで対応できる場合もあります。

外来診療日

立川／月・木曜 (8:30 ～ 12:00)
西／月・火・木曜 (8:30 ～ 12:00)、大林／火・水曜 (8:30 ～ 12:00)

頭頸部がん

外科手術・放射線治療・化学療法

土谷総合病院　外科

杉野 圭三　副院長・主任部長

広島市中区中島町3-30
TEL 082-243-9191

【スタッフ】西原雅浩・川崎由香里・三隅俊博

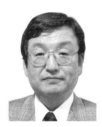

すぎの・けいぞう
1978年広島大学医学部卒。中国労災病院、県立広島病院、北九州総合病院人工臓器科部長、福島生協病院外科部長、広島大学医学部外科学第二講座助教授を経て、2003年土谷総合病院外科部長。2006年より現職。広島大学医学部客員教授・臨床教授。日本外科学会・日本消化器外科学会各指導医。日本甲状腺外科学会・日本内分泌外科学会各評議員。内分泌・甲状腺外科専門医など。

実績・成績　甲状腺手術／約3535例、うち悪性腫瘍2462例（杉野、1989年〜）、甲状腺・副甲状腺手術／237例（杉野、2018年度）

治療
甲状腺がん治療における地域の第一人者

　甲状腺がんの手術は、早期がんで容易なものから進行がんで難しいものまで千差万別である。甲状腺がんは自覚症状がほとんどなく、進行がんの状態で見つかることも多い。食道や気管、喉頭、神経、頸動静脈など、生命や生活に必要な重要臓器に浸食した場合、これらの合併切除が患者の生活に与える苦痛や障害は極めて大きくなる。

　同院では、手術の根治性を追究するだけでなく、同時に重要臓器の温存や再建術を心がけており、患者のQOL（生活の質）を重視している。また、甲状腺がんが重要臓器に浸潤した場合、マイクロサージェリー技

術を応用してこれらの重要臓器を腫瘍から剥離・温存することを第一に選択し、良好な成績をあげている。

　特に、発声運動を支配する反回神経への浸潤は極めて大きな問題で、反回神経麻痺が起こると声帯運動は障害され、声のかすれや誤嚥が起こって日常生活へ支障をきたす。このような場合、以前は反回神経の切断が必要だったが、ルーペ下に神経を剥離・温存することが可能になり、温存不可能で切断の場合でも可能な限り反回神経再建術を行っている。

　同院は、これまで反回神経に浸潤した進行甲状腺がんを297例手がけているが、この中で神経剥離温存術を129例（43.4％）、反回神経再建術を142例（47.8％）行い、合計90％の症例で反回神経機能を温存している。

　最近では、極めて困難な術式とされる異時性神経再建術（過去に切れた反回神経を再建）を27例行い、57％で発声が改善している。さらに、頸部手術の場合には手術創が概ね課題になるが、少しでも創部が目立たなくなるように形成外科の手技を応用して美容上の配慮にも心がけている。また、抗がん剤では有効性が確立されてきた分子標的薬を導入して治療効果を上げている。

杉野副院長からのアドバイス

甲状腺がんに対する正しい知識を持ち、上手に付き合う必要があります。再発を繰り返しても、適切な治療を行えば、経過もゆっくりで予後の良い病気といえます。術後は調子が良いからと、定期検診を怠らないでください。

外来診療日

初診／火・木曜（午前）：土谷総合病院
再診／火・木曜（午後）：中島土谷クリニック

甲状腺がん

神経剥離温存術・反回神経再建術・集学的治療

県立広島病院　歯科・口腔外科

桐山 健 主任部長

広島市南区宇品神田 1-5-54
TEL 082-254-1818

【スタッフ】延原 浩　ほか1人・研修医1人

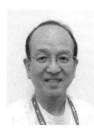

きりやま・たけし
1981年広島大学歯学部卒。広島大学病院、JA尾道総合病院を経て、1986年より県立広島病院勤務。日本口腔外科学会指導医、日本口蓋裂学会評議員、日本口腔顎顔面外傷学会評議員、日本病院歯科・口腔外科協議会理事。

実績・成績　全身麻酔下の手術症例（年間）／約150件（外来手術は約450件）
口腔がん手術（年間）／約20例、口腔がん症例の5年生存率／81.3%
20数年にわたり口唇・口蓋裂の総合的一貫治療に取り組み、救急医療における顎顔面骨折症例は年間30例に上る。

治療
チーム医療で口腔がんや口唇・口蓋裂に対応

　同院は、口腔がんや顎顔面外傷(骨折)、口唇・口蓋裂をメインに、幅広い領域で高度医療を提供している。

　口腔がん治療では、口腔外科・耳鼻咽喉科・形成外科・放射線治療科・看護師が毎週集まって、頭頸部・口腔がんのカンファレンスを実施し、患者ごとに細やかな治療方針を決定していることが特徴。基本的に、術前放射線治療・抗がん剤治療・手術の三者併用療法を行っているが、患者の全身状態などを加味してそれぞれに適した治療を選択している。

　また舌がんや上顎がんなどでは、がんの栄養血管である舌動脈や顎動脈に、直接

カテーテルを選択的に挿入して抗がん剤を投与する超選択的動注化学療法を実施し、高い抗腫瘍効果(奏効95%)を上げている。

　放射線と抗がん剤を併用すると重症の口内炎が発症し食事摂取が困難になり、疼痛で治療が中断することもあるため、栄養管理や疼痛緩和のために、治療の早い時期から栄養サポートチームや緩和ケアチームに介入してもらい、治療が完結できるようにサポートする体制を取っている。

　口腔がんの切除後の組織欠損については、形成外科とのチーム医療で審美的・機能的に優れた遊離組織再建手術を行っている。これは、体の他部位から血管を付けた組織を採取して口腔内の組織欠損に補填し、血管吻合して再建する手術方法。これにより口腔内のあらゆる部位の再建が可能となり、治療成績の向上にもつながっている。

　口腔がん症例全体の5年生存率は81.3%にのぼり、ステージⅢ・Ⅳといった進行がんでも70%以上の5年生存率を達成。また、術前放射線治療の併用により、口腔がんの後発頸部リンパ節転移も他院と比べて非常に低いことも特徴である。

　同院は救命救急医療に力を入れており、顎顔面外傷(骨折)について24時間の待機体制で協力している。症例に応じて手術のアプローチを工夫し、顔面に傷が残らないよう低侵襲な手術を行っている。口唇・口蓋裂については、出生時〜青年期まで成長に応じたさまざまな問題に総合的に対応していく、一貫治療を実施。患児の健やかな成長を実現するため、新生児科・小児科・耳鼻咽喉科・小児感覚器科・矯正歯科・小児歯科などとのチーム医療を進めている。

口腔がん

超選択的動注化学療法・外科手術

桐山主任部長からのアドバイス

口腔がん予防としては、「口腔内を常に清潔に保つ」「入れ歯や虫歯の鋭端部などによる傷に気をつける」「たばこの吸いすぎ、アルコール飲料の過度の摂取を控える」などがあげられます。特にたばこは、肺がんだけでなく口腔がんの原因にも。口腔に関心を持って、かかりつけ歯科での定期的な検診をお勧めします。

外来診療日

月・火・木・金曜日 (8:30 〜 17:15)、予約のない場合 (8:30 〜 11:00)
※初診の場合は、かかりつけ医の紹介状を持参

広島大学病院　歯科放射線科

柿本直也 科長・教授

広島市南区霞 1-2-3
TEL 082-257-5555

【スタッフ】中元　崇・末井良和・大塚昌彦・長﨑信一・小西　勝

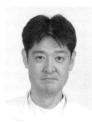

かきもと・なおや
2000年大阪大学大学院歯学研究科修了。大阪大学歯学部附属病院を経て、2016年より現職。歯学博士。日本歯科放射線学会歯科放射線専門医・指導医。

実績・成績 小線源治療／12例（2018年8月～2019年7月）

治療
QOLの維持に効果的な切らずに治す小線源治療に精通

　同科では、画像診断（口腔顎顔面領域）と放射線治療（口腔がん）を行っている。放射線治療では、放射線治療科（医科系）と歯科放射線科（歯科系）が緊密に連携して、口腔がん治療を手がけていることが同院の特徴。昨今の高齢化により、口腔がんでも全身管理が必要な場合が増えており、医科・歯科のスタッフが共同で治療にあたることは大きなメリットといえる。

　同科では、口腔がんの中でも最も頻度が高いとされる舌がんに対し、放射線による小線源治療を行っている。小線源治療とは、粒状の小さな線源を直接がんに挿入したり、チューブを使って患部に埋め込んで放射

線を照射したりすることで、がんを消し去ろうとする治療法。線源の強弱(単位時間あたりの線量)によって、低線量率組織内照射と高線量率組織内照射に分けられ、同院では小さな腫瘍には低線量率組織内照射を、比較的大きな腫瘍には高線量率組織内照射を用いている。

　低線量率組織内照射では「一日24時間・約１週間程度」、高線量率組織内照射では「１日２回・各約10分間の照射を10回・約１週間程度」の内容で放射線を照射する。国内では、舌がんは手術で取る場合が多いが、１cm未満の腫瘍の場合、小線源治療でも手術と同程度の90％の治癒率を達成している。

　１cmの腫瘍を手術で取る場合には、安全域を設けるため舌を２cm程度切る必要がある。それを補うために腕などから移植片を持ってくるが、そうすると、移植部では味覚が失われて舌の動きに障害が生じ、発語も難しくなる。しかし、小線源治療の場合では切らずに治療するため、治療後も舌の形や機能はそのまま残り、発語や食事などの機能障害が起こることが少なく、生活の質(QOL)を維持できる可能性が高くなる。

　その一方、治療後１〜２か月は口内炎が残って、同部には味覚障害がある、顎骨骨髄炎や軟組織潰瘍になりやすくなるなどの危険性もある。小線源治療・手術には各々にメリット・デメリットがあるが、術後のQOLの観点から、小線源治療も重要な選択肢の一つとして考えてみる価値はある。また小線源治療は、歯を抜くときと同じ局所麻酔でできるため、高齢で全身麻酔が難しい患者には適した治療法といえる。

柿本教授からのアドバイス

　口腔がんは早期発見が一番です。口内炎が長引いた場合は、まず歯科などのかかりつけ医に診てもらって、悪性の疑いがある場合は、口腔外科専門医や耳鼻咽喉科につなげてもらいましょう。

外来診療日

　月・火曜（9:00 〜 12:00）

口腔がん(舌がん)

小線源治療

国立病院機構 呉医療センター・中国がんセンター 整形外科

下瀬 省二 院長

呉市青山町 3-1
TEL 0823-22-3111

【スタッフ】藤森 淳

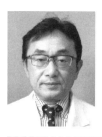

しもせ・しょうじ
1985年広島大学医学部卒。国立大竹病院・世羅中央病院の整形外科医長などを経て、1996年広島大学病院。2015年より国立病院機構呉医療センター・中国がんセンター統括診療部長。2019年4月より現職。日本整形外科学会専門医、日本整形外科学会代議員、日本整形外科学会学術集会運営委員など。

実績・成績
科／骨・軟部腫瘍67例（良性腫瘍48例・悪性腫瘍19例、2018年）
下瀬／骨・軟部腫瘍57例（良性腫瘍41例・悪性腫瘍16例、2018年）

治療
患肢温存と機能維持の先端的な治療で実績

　整形外科で扱う腫瘍は上・下肢、体幹、脊椎に発生したものである。骨に発生する骨腫瘍と、脂肪組織や筋肉などの軟部組織に発生する軟部腫瘍があり、悪性と良性、そして良・悪性の中間の腫瘍がある。悪性骨・軟部腫瘍は肉腫とも呼ばれ、希少がんの一つである。

　肉腫は肺をはじめとした他臓器に転移することがあるため、早期の正確な診断と適切な治療が重要である。患肢機能を維持する治療に積極的に取り組み、同院の骨・軟部腫瘍の手術件数は年間70例前後。また、

広島県内唯一の「四肢軟部肉腫」に関する国立がんセンター希少がん情報公開施設である。

早期診断のため、病院や診療所との連携を強化し、スムーズな紹介を達成している。専門性の高い疾患だけに、セカンドオピニオンの相談にも積極的に対応。

肉腫に対しては、外科的に切除することが最も有効な治療方法である。腫瘍周囲に正常組織を付け、一塊として切除する広範切除を実施。広範切除ができない場合は、辺縁切除と強度変調放射線治療（IMRT）を併用する。IMRTは、さまざまな方向からの放射線の強さに強弱をつけることで、周囲の正常組織に当たる放射線の量を最小限に抑えながら、がん治療を行うことができる優れた方法である。腫瘍が不整形で複雑な形をしている場合や、腫瘍の近くに正常組織が接している場合でも、多くの放射線を腫瘍に照射可能。

広範切除により高度な組織の欠損を生じることがある。高度な骨欠損に対しては腫瘍用人工関節、血管柄付き骨移植、処理骨移植などを行い、高度な軟部組織欠損に対しては血管柄付き皮膚移植あるいは筋肉移植などで再建し、機能的な患肢温存に努めている。

近年、軟部肉腫に対して外来通院でも治療可能な抗がん剤（パゾパニブ、エリブリンなど）が保険適用となり、治療の選択肢が増えている。

下瀬院長からのアドバイス

従来、肉腫は不治の病といわれていましたが、最近では6〜8割の方が治っています。気になる痛みやしこりが続くときは、近くの整形外科を受診して、ご相談ください。早期発見が何より大切です。

外来診療日

初診・再診／月曜（午前）、再診／木曜（午前）

骨軟部腫瘍

広範切除・IMRT・遊離組織移植再建

県立広島病院　整形外科

松尾 俊宏 部長

広島市南区宇品神田 1-5-54
TEL 082-254-1818

【スタッフ】望月 由・井上博幸・西田幸司

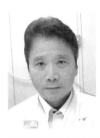

まつお・としひろ
1992年広島大学医学部卒。2003年同大学大学院医学系研究科外科系専攻修了。広島大学病院、テキサス大学サウスウェスタンメディカルセンター、呉医療センター、愛知医科大学病院などを経て、2018年4月より現職。日本整形外科学会認定整形外科専門医。がん治療認定医機構がん治療認定医。日本整形外科学科認定骨・軟部腫瘍医。軟骨部肉腫治療研究会幹事。日本サルコーマ治療研究学会評議員。中部日本整形外科学会評議員。

実績・成績　手術症例数／骨軟部112例（良性腫瘍89例、悪性腫瘍23例）
（以上、科、2018年度）

治療

骨軟部腫瘍の手術症例数で県内屈指。転移性腫瘍にも尽力

　骨軟部腫瘍とは、骨組織や筋肉・脂肪などの軟部組織に生じた腫瘍のことで、発生頻度は低い疾患である。骨腫瘍は全部で54種類ある（良性19種類、中間性10種類、悪性25種類）。軟部腫瘍は良性58種類、中間性27種類、悪性36種類であり、種類が多いのが特徴である。いずれも、画像を診てもどの腫瘍か判断が難しい場合が多い。

　悪性骨軟部腫瘍はがん全体の1％未満に過ぎない希少がんで、国内では年間3万5千人に1人の割合だが、それぞれの骨軟部腫瘍によって治療方針も異なるため、一般の整形外科では治療困難な場合が多い。

松尾部長は、これまでに広島大学病院、呉医療センター、愛知医科大学病院で骨軟部腫瘍に関して、1500例を超える手術を行ってきた。同院で治療している腫瘍は、四肢や体幹に発生する腫瘍。骨軟部腫瘍は、良性腫瘍でも活動性の高い腫瘍があり、悪性でも低—中間—高悪性腫瘍など幅広い形態を示す。それぞれの疾患に対して専門的な治療が必要で、四肢機能をできるだけ温存し、腫瘍が完治できるよう集学的な治療を行っている。

また、同部長はガイドラインを基に、ADL（日常生活動作）やQOL（生活の質）を考慮した治療を積極的に行っており、全国的な学会に所属して新しい検査や治療などの情報を得ている。

悪性の骨軟部腫瘍は年間3500人程度だが、がんの骨転移の患者は年間20万人以上とされている。がんの治療は薬の進歩により予後が長くなり、骨転移患者の予防治療が無視できなくなっている。転移した後の骨が折れる前の予防が重要で、具体的には折れる前に骨を切除して、人工関節による再建方法もある。また、同院では骨修飾薬も積極的に使用し、放射線治療のほか、病理医やリハビリテーション科などとのチーム医療で治療にあたっている。

都市部の地域に比べて広島県ではまだ遅れているが、骨転移に関して、骨軟部腫瘍の専門医のいる拠点病院として院内での連携の準備を進めており、2019年度中に環境整備を終える予定である。

骨軟部腫瘍

外科手術・化学療法

松尾部長からのアドバイス

早期治療が何より大切です。ネット情報に惑わされることなく、例えば「腫れが引かない」「しこりが残る」などの異常を感じたら、まずは近くの整形外科を受診した上で、専門医がいる拠点病院での治療をお勧めします。

外来診療日

月・水曜（午前）

広島大学病院　皮膚科

河合 幹雄 診療准教授

広島市南区霞 1-2-3
TEL 082-257-5555

【スタッフ】菅 崇暢・森田知世

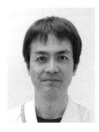

かわい・みきお
1995年広島大学医学部卒。中国労災病院、国立呉病院、JA吉田総合病院、マツダ病院皮膚科部長を経て、2009年7月から広島大学病院。日本皮膚科学会専門医・指導医。日本熱傷学会熱傷専門医。日本皮膚科学会皮膚悪性腫瘍指導専門医。がん治療認定医。

実績・成績
皮膚がん手術／約100例（年間、皮膚科）
悪性黒色腫の化学療法／32例（2014年以降、河合）

治療
新規薬剤で悪性黒色腫の生存率がアップ

　皮膚がんの代表的なものには基底細胞がん、有棘細胞がん、悪性黒色腫（メラノーマ）の3種類がある。中でも皮膚のメラニン色素を作る色素細胞ががん化した悪性黒色腫は、病巣が小さくても他の部位に転移する可能性が高く、皮膚がんの中でも早い段階の診断と治療が大切。組織を採取しなくてもダーモスコピーという拡大鏡を用いて診断できるようになってきている。

　河合准教授は手術によってがんを切除する外科的治療のほか、薬物療法や放射線を組み合わせた治療を行い、良好な実績を得ている。これま

では有効性の高い抗がん剤がなかったが、2014年にがん細胞を排除する免疫反応を活性化し、がん細胞を攻撃させて増殖を抑える免疫チェックポイント阻害薬が登場。同院でも積極的に導入し、高い成果をあげている。ただし免疫活性化に伴い、甲状腺機能障害、肺炎、肝炎、大腸炎といった副作用が発生する場合もあり、慎重に経過観察を行いながら治療を進めている。

　悪性黒色腫のうち、腫瘍増殖に関与する遺伝子の変異がみられる場合は、細胞を増殖させる命令系統をストップさせる分子標的薬を、患者の症状や状態に合わせて処方。また、悪性黒色腫の手術後、再発する可能性がある患者に対して、再発を抑えるため、免疫チェックポイント阻害薬や分子標的薬による術後補助療法を行うこともある。その場合はメリット、デメリットを患者自身がしっかりと判断できるよう丁寧に説明している。

　高齢化社会となり、多くの皮膚がんは増加傾向である。皮膚がんは原則手術が選択されるが、患者のQOL（生活の質）も重視し、手術後の機能面や整容面を考慮した再建も行っている。

河合准教授からのアドバイス

いびつな形をしたり、血がにじむような皮膚病変がある場合は、早めに皮膚科医を受診してください。早期に診断を受けることが何よりも大切です。

外来診療日

木曜（午前）、金曜（午後）　※初診の方は木曜　※紹介状必須

皮膚がん

手術療法・化学療法・放射線療法

五日市記念病院　血液内科

許　泰一 副院長

広島市佐伯区倉重1-95
TEL 082-924-2211

【スタッフ】名越久朗・福島伯泰

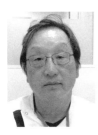

きょ・たいいち
1977年広島大学医学部卒。広島大学原爆放射能医学研究所・血液内科を経て、1983年広島赤十字・原爆病院。血液内科部長、血液・腫瘍治療センター長などを歴任。2016年4月より五日市記念病院血液内科。2017年1月より現職。抗がん剤治療を中心に約3500例の白血病治療にあたる。日本血液学会功労会員。

実績・成績　白血病外来患者／平均25人、入院患者／20人 (以上、日)
平均年齢73歳の白血病患者の寛解率は87％と好成績を収める。

治療
高い寛解率。骨髄異形成症候群の治療にも尽力

　2016年に許副院長が同院に着任以来、血液内科に力を入れている。無菌室を設置し、ベッドを13床設け、外来用の治療室にも14床のベッドを入れた。2019年7月には無菌室のベッドを19床に拡充。血小板輸血の人数も県内では、広島赤十字・原爆病院に次いで多い。

　血液のがんには悪性リンパ腫と白血病がある。白血病は「急性」と「慢性」、細胞のタイプで「骨髄性」と「リンパ性」に分かれ、「急性骨髄性」「急性リンパ性」「慢性骨髄性」「慢性リンパ性」の4種類がある。慢性

骨髄性白血病は、特効薬とされる新薬が開発され、長期生存が可能になった。

　現在、最も力を入れているのが骨髄異形成症候群の治療。骨髄異形成症候群は、３種類の血液細胞(赤血球、血小板、白血球)の大もとになる造血幹細胞に異常が起こった病気で、「急性骨髄性白血病」に進展する極めて予後の悪い疾患である。骨髄異形成症候群の段階で治療するには、「ビダーザ」と呼ばれる治療剤が有効。ビダーザによる治療実績は国内でも２番目である。

　急性骨髄性白血病の患者には、標準治療より抗がん剤を多く使い、がん細胞を抑え込んだ後、ホルモン剤で正常な白血球を急速に回復、さらに適切なタイミングで抗菌薬も投与している。

　また、再発・難治性の慢性リンパ性白血病治療薬として開発された「ベネトクラクス」に関しては、2019年12月に承認される予定で、2020年夏には、急性骨髄性白血病にも拡大される見通しである。

　「抗がん剤治療が基本だが、新薬を工夫して使うと、その人にマッチした効果的な治療がより可能となってくる」と許副院長は語る。

許副院長からのアドバイス

健康診断の際に血液の状態に異常があれば、すぐに専門医にかかってください。遠慮なしに気軽にセカンドオピニオンも受けてください。セカンドオピニオンは正当な権利です。白血病は治り得る病気です。

外来診療日

月～金曜（午前・午後）、土曜（午前）

広島赤十字・原爆病院　血液内科部・検査部・輸血部

片山 雄太 無菌室室長・副部長
麻奥 英毅 部長　岩戸康治 部長（検査部）

広島市中区千田町 1-9-6
TEL 082-241-3111

【スタッフ】牟田 毅・勝谷慎也（輸血部部長）・板垣充弘・許 鴻平・今中亮太・岡谷健史・陳之内文昭・布村拓也・寺﨑達也・青木紀子（造血細胞移植コーディネーター）

かたやま・ゆうた
日本内科学会認定医。日本血液学会認定血液専門医・指導医。日本がん治療認定医機構がん治療認定医。日本造血細胞移植学会認定医・評議員。ICD制度協議会認定ICD。厚生労働省臨床研修指導医。医学博士。

あさおく・ひでき
日本骨髄腫学会理事。日本血液学会地方会理事。厚生労働省臨床研修指導医。

いわと・こうじ
日本造血細胞移植学会認定医・評議員。日本血液学会地方会理事。細胞治療認定管理士。厚生労働省臨床研修指導。

- -

実績・成績 白血病・骨髄異形成症候群／758例、悪性リンパ腫／653例、貧血／52例
その他疾患（血液・造血器）、免疫機能障害／135例
外来化学療法／14344件、フェレーシス／341件 （以上、科、2017年）

- -

治療

血液内科における最先端治療が可能な中四国の拠点施設

　同院は、血液腫瘍診療では中四国屈指の拠点施設で、無菌室49床（小児含む）と通常病床77床を備える。主な新規患者は、白血病・骨髄異形成症候群が約70 〜 80例（年間）、悪性リンパ腫が約150 〜 180例（同）、多発性骨髄腫が約50 〜 70例（同）などである。近年、新しい抗がん剤などの開発が目覚ましいことから、かつては根強かった血液腫瘍に対する不治の病のイメージはなくなってきており、生存率が改善し、中には治癒が可能な病

気も出てきている。

慢性骨髄性白血病では、さまざまなチロシンキナーゼ阻害薬（そがいやく）が開発されており、寛解率（かんかいりつ）が向上し治癒をめざした治療が行われている。急性白血病についても、さまざまな新規分子標的療法薬が出てきている。通常行われてきた細胞障害性の抗がん剤と分子標的療法を、いかに組み合わせて治療を行うかに期待がかかっている。

初回寛解導入療法で抵抗性を示した症例や、難治性急性白血病、ハイリスクの骨髄異形成症候群には、早期に同種造血幹細胞移植（ぞうけつかんさいぼう）を行う。ドナーの血液の免疫力（めんえきりょく）で腫瘍細胞を攻撃して根治をめざす治療だが、合併症が多く、治療の厳しい管理が必要である。HLAの合致したドナーを、家族や兄弟、骨髄バンクから探すが、近年はHLA半合致（はんがっち）移植や臍帯血（さいたいけつ）移植が行えるようになり、患者状態が良い中での同種造血細胞移植が可能となってきている。

高齢者に多い骨髄異形成症候群については、近年、アザシチジンが新規薬剤として登場し、ADL（日常生活動作）をある程度維持しながらの治療が可能である。しかし、根治療法でないため、若年者に対しては同種造血幹細胞移植を行う必要性がある。

悪性リンパ腫はリツキサンやベンダムスチン、多発性骨髄腫はベルケイドやレナリドミドなど、多くの新規薬剤が開発され治療ガイドラインも数年ごとに見直されている。同院では完治が難しかった症例に対しても独自の治療方針を打ち出して、寛解率を向上させている。

片山室長からのアドバイス

普段から貧血や出血傾向などの症状がある場合、血液検査を行い、その数値に目を通して、例えば血小板の数が少ないなど異常を認めることがあれば、ためらわず担当の先生に原因を伺いましょう。血液疾患が疑われる場合には、早めに血液専門医を受診しましょう。

外来診療日

片山、麻奥、岩戸／月～金曜（8:25 ～ 15:00）

血液がん・各血液疾患

化学療法・造血幹細胞移植

広島大学病院　小児科

川口 浩史 診療教授
望月 慎史 診療講師

広島市南区霞 1-2-3
TEL 082-257-5555

【スタッフ】土居岳彦・岡田 賢・唐川修平

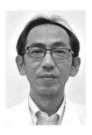

かわぐち・ひろし
1992年広島大学医学部卒。広島大学医学部小児科助手、東広島医療センター小児科医長、広島大学病院造血器診療科等を経て、2018年より現職。医学博士。小児血液がん専門医・指導医。日本小児科学会員、日本小児血液・がん学会員など。

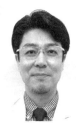

もちづき・しんじ
1997年東京医科大学医学部卒。埼玉県立小児医療センター、東京大学医科学研究所を経て2016年より広島大学病院小児科。2017年より現職。医学博士。小児科専門医・指導医。血液専門医。造血細胞移植認定医。がん治療認定医。など

実績・成績
小児血液腫瘍／15～20件
小児の脳腫瘍以外の固形腫瘍／15～20件
小児の脳腫瘍／15～20件

（以上、科、年間）

治療
血液腫瘍などの小児がん診療に幅広い治療実績

　同院は、中四国地方における唯一の小児がんの拠点病院となっており、全国15か所あるうちの一つ。小児がんのうち、白血病やリンパ腫などの血液腫瘍については、主に抗がん剤治療を行っている。再発・難治性の血液腫瘍に対しては、骨髄移植などの造血細胞移植も実施。また、同院内での他科連携により、放射線治療や手術が必要となる難治な症例に

も対応し、年間約50例の新規紹介患者の診療治療を行っている。

固形腫瘍の治療実績としては、体の至るところにできる神経芽腫にも専門性を発揮。肝臓にできる肝芽腫をはじめ、腎芽腫、胚細胞腫瘍、骨肉腫、筋肉できる横紋筋肉腫、目の網膜にできる網膜芽腫などに幅広く対応する。例えば、網膜芽腫の場合は眼科と連携するなど、同院内の関係する科の医師や多職種スタッフと連携したチーム医療により、最善の医療を提供している。

脳腫瘍においては手術による全摘をめざすが、腫瘍が大きく、全摘が困難な場合には抗がん剤治療を先行する。難治症例とされる乳幼児のATRT（非定型奇形腫様横紋筋様腫瘍）にも実績がある。手術、抗がん剤治療と放射線治療の３つを駆使し、完治をめざす。手術は、同院脳神経外科の山崎文之医師らが手がける。

子どもの脳腫瘍は、幼少期には小脳に発症し、成長とともに大脳にできる傾向があるが、放射線治療が必要な場合でも、患者が３歳未満の場合には放射線治療を控えており、３歳以上を対象として放射線治療を行う。これは、晩期の合併症や脳の成長障害を防ぐことに配慮している。

広島県内では、小児がんにおいては広島赤十字・原爆病院小児科も血液腫瘍に対する抗がん剤治療を行っており、互いに連携しながら治療を進めている。

川口診療教授・望月診療講師からのアドバイス

小児がんは初期症状がさまざまです。「熱や痛みが長引く」「元気がない」などの症状が続く場合は、早めにかかりつけの小児科を受診して血液検査などをしてもらいましょう。かかりつけの医院を受診された後、総合病院への紹介が望ましいです。

外来診療日

月・火・水・金曜（午前）、木曜（午後）
※かかりつけ医からの紹介状による診察

小児白血病・悪性リンパ腫／抗がん剤治療・造血幹細胞移植

広島赤十字・原爆病院　小児科

藤田 直人 部長

広島市中区千田町 1-9-6
TEL 082-241-3111

【スタッフ】三木瑞香・大野令央義

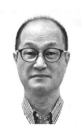

ふじた・なおと
1986年広島大学医学部卒。1995年大学院修了、同年から広島大学医学部助手。2000年まで勤務（この間病棟院長歴任、大阪府立母子センター小児血液科へ内地留学）。2000年広島赤十字・原爆病院小児科、副部長。2013年小児血液疾患対策室長、2016年小児科部長。

実績・成績　小児血液腫瘍性疾患（小児白血病、悪性リンパ腫など）／15人前後（新患、年間）、造血細胞移植／5〜10人（年間）
小児血液腫瘍患者／340例、無病生存率／81％、造血幹細胞移植／174例（以上、過去37年間）

【治療】
蓄積されたチーム医療で小児血液腫瘍性疾患を根治

　藤田部長は小児血液腫瘍性疾患を専門としており、骨髄移植などの造血幹細胞移植においても高い実績を持つ。

　小児がんは1万人に1人の割合で発症するといわれ、代表的なものとして急性リンパ性白血病がある。約50年前までは不治の病とされていたが、近年、80〜90％は治るというデータに加え、詳細な検査結果を踏まえて、今後の治療方針について患者家族へ説明を行っている。血液細胞に〝遺伝子上の傷〟が偶発的についた結果であることを伝え、入院

治療に向けて家族と気持ちを一つにしていく。

　近年の治療成績の向上の背景には、抗がん剤治療におけるプロトコル
が、欧米に倣って日本でも統一されたことがあげられる。抗がん剤は、
がん細胞を破壊するとともに、正常な赤血球や白血球、血小板をも破壊
するため、治療中には白血病特有の体のだるさ、止血作用の低下、感染
症の危険性が増加する。

　ただ、がん細胞より正常細胞の回復が早く、この差を利用して、がん
細胞を破壊し正常細胞を増やしていくのが治療の仕組みだ。最新の全国
統一の治療法を用いつつ、患者個々で病型が異なったり、さまざまな合
併症が起きたりするので、各々きめ細かく対応していく。

　同院では、過去37年間に渡って培ってきた経験と知識が大きい。看
護スタッフによる日々のケアはもちろんのこと、治療中の支持療法にお
いては薬剤師による服薬指導を始め、栄養科との食事連携や、理学療法
士によるリハビリ指導など、包括的なチーム医療が確立されている。患
者ごとに担当医を決めて、毎日の容体の変化に目を光らせる。

　無菌室9床を備えており、うち2床が造血細胞移植の患者に対応してい
る。骨髄移植をはじめ、臍帯血移植、末梢血幹細胞移植などの造血幹細
胞移植には、幅広い経験を持った医療スタッフで治療に取り組んでいる。

小児白血病・悪性リンパ腫

抗がん剤治療・造血幹細胞移植

藤田部長からのアドバイス

白血病の疑いがある場合は、早めに来院して血液検査を行いましょう。
場合によっては骨髄検査を行います。診断の翌日からはすぐに治療に入り
ます。「なぜ、うちの子が」という気持ちになるのではなく、偶然の結果
と理解し、家族全員で治療に向かっていきましょう。

外来診療日

月・火・木曜（午前・午後）　※緊急時は365日いつでも対応

がん各種
──放射線診断・治療

がん各種

画像診断・IVR

広島大学病院　放射線診断科
粟井 和夫 教授

広島市南区霞 1-2-3
TEL 082-257-5555

【スタッフ】飯田 慎・馬場康貴・立神史稔・帖佐啓吾・高須深雪・本田有紀子・中村優子・海地陽子・福本 航・松原佳子

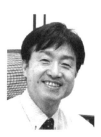

あわい・かずお
1986年広島大学医学部卒。近畿大学医学部講師、熊本大学大学院教授を経て、2010年より現職。日本医学放射線学会放射線科専門医。

実績・成績 CT／32600例、MRI／10400例、PET／2600例、その他RI検査／1900例、血管造影・IVR／2520例

（以上、科、2018年度）

治療
最新鋭のCT・MRI・PETによる画像診断に精通

　粟井教授の主な診療業務として、患者の画像診断と画像診断技術を使った低侵襲治療（IVR／インターベンショナルラジオロジー）がある。画像診断は院内では裏方的な業務だが、臨床診断では年々、大きな比重を占めるようになってきている。

　画像診断では、撮影速度が速い320列CT・2台とほぼ同速度の256列CT・1台を備えており、さらにもう一つの高精細CTでは、従来は可視0.5mmまでのものが0.15mmまで観察可能になり、心臓の動作解析や臓器の血流解析などに大いに役立っている。また、世界最高レベルの新しいソ

フトをキャノンと共同開発し、X線の被曝<ruby>被曝<rt>ひばく</rt></ruby>が従来の2分の1から10分の1に抑制された。

MRIでは、高磁場3テスラMRIを4台導入。4台体制は県内では同院のみで、中四国地方でもほかに岡山大学病院だけである。X線を使うことなく、磁場と電波で体の内部の状態を検査することができる。骨に邪魔されずにコントラストの良い画像を得ることができ、さまざまな角度の断面も撮影が可能である。

肝臓のMRIでは、肝硬変の重症度を推定するソフトを企業と共同で研究し、7年前にはPET-CTも導入してがん診療が進歩した。胸部・上腹部はCT、脳・脊髄<ruby>脊髄<rt>せきずい</rt></ruby>・子宮・前立腺<ruby>前立腺<rt>ぜんりつせん</rt></ruby>などはMRIで詳細な検査が可能で、それぞれの部位に適した画像診断を行っている。同院での一日当たりの画像診断数は、CTが120例前後、MRIが50例前後、PETは10〜15例で、放射線診断専門医の資格を持つスタッフは13人に上る。研究面では、人工知能(AI)による画像診断の支援についても研究している。

同院ではIVR（放射線診断の技術を使った治療）にも力を入れている。太さ1mm程度の細い管(カテーテル)を患者の血管に挿入し、病変部までカテーテルを誘導して、薬を投入したり血管の拡張・閉塞<ruby>閉塞<rt>へいそく</rt></ruby>をして治療を行う。基本的には局所麻酔だけで行うことができるため、短期間の入院で済むメリットがある。

粟井教授からのアドバイス

当科で行っているIVR治療は、腫瘍や血管病変の患者さんに対して低侵襲（体の負担が少ない）で治療効果が大きい治療法です。詳しくはIVR担当医にご相談ください。

外来診療日

水・金曜（13:30〜16:00）
※ IVR外来のみ。画像診断は、他院からの直接の紹介は受けていないため、ご注意ください。

広島平和クリニック
廣川 裕 院長

広島市中区河原町1-31
TEL 082-532-2211

【スタッフ】赤木由紀夫（高精度放射線治療センター長）・小山 矩・直樹邦夫・大成 妙・診療放射線技師18人・看護師8人

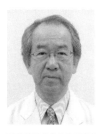

ひろかわ・ゆたか
1977年広島大学医学部卒。広島赤十字・原爆病院、筑波大学陽子線医科学センター、安佐市民病院放射線科、米国コロンビア大学客員講師、広島大学医学部放射線医学講座助手、同講師・助教授、順天堂大学医学部放射線科教授を経て、2005年より現職。

実績・成績
PET-CT検査／6300例（健診1500例含む）
MRI検査／4900例（健診800例含む）
高精度放射線治療（ノバリスTX）／200例（以上、年間）

治療
最新機器による画像診断と高精度放射線治療を提供

　同院は、放射線科医5人が常勤する放射線科のみのがん専門クリニックで、最新鋭の機器を使った画像診断と高精度放射線治療の両方が可能という特長を持つ。「効率面から両者は分離の流れになっていますが、私たちは患者さんを第一に考えて、全人的な診療・治療を行っております」と廣川院長は強調する。

　PET-CT検査を中心とした画像診断専門のクリニックとして開設され（2005年）、2018年7月に国内で12台目となる最新世代の半導体デジタ

ルPET-CT装置が導入された。同年９月にはさらに１台が追加され、この最新装置が２台設置されるのは国内で２番目となった。

　この装置は「解像度２倍・感度２倍・被曝半分」という特長を持っている。半導体デジタル検出器の検出効率が従来の真空管検出器の２倍で、半導体装置の画像再構成では、ノイズを取り除きながら高速計算を繰り返し、きれいで精度の高い画像を得ることが可能。この２台で、一日当たり20人程度の診断を行っている。また、検査薬FDGを院内で製造しているのも特長で、３年前に導入した３テスラMRIの運用も順調である。

　治療は、2009年10月に開設された院内の高精度放射線治療センターで行っており、国内１号機としてノバリスTXが導入された。がんだけに放射線を集中し、周囲の線量を減らす強度変調放射線治療（IMRT）、定位放射線治療（SRT）、画像誘導放射線治療（IGRT）などを行っている。

　再発がんの治療では、PET-CTと高精度放射線治療の利点を駆使して、低侵襲で高い効果が得られる治療を提供。元気な生活をできるだけ長く維持できるように工夫。最近では、「乳房を挟まない」「造影剤を使わない」MRI乳がんドックも開始している。

廣川院長からのアドバイス

日本人の２人に１人ががんにかかる時代です。がんにかからない絶対的な予防策はないのですが、早期発見でがんによって死亡する可能性は低くなります。当クリニックでは、大病院では対応できないような状況でも、一人ひとりのがん患者さんに質の高い医療を提供し、元気な生活が続けられるよう支援します。

外来診療日

受付診療時間（8:30 〜 17:30）
画像診断：月〜日曜、放射線治療：月〜金曜
※画像診断・PET-CTがん健診・がん相談・治療初診はすべて完全予約制

広島市立安佐市民病院　放射線診断科

小野 千秋 副院長・主任部長

広島市安佐北区可部南 2-1-1
TEL 082-815-5211

【スタッフ】土田恭幸・八島 隆・岸田直孝・須磨侑子

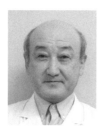

おの・ちあき
1985年広島大学医学部卒。広島赤十字・原爆病院、JA尾道総合病院、広島大学病院などを経て、2004年から安佐市民病院。2017年より現職。日本医学放射線学会放射線診断専門医。PET核医学認定医。肺がんCT検診認定医。日本医学放射線学会研修指導者。放射線取扱主任者。

実績・成績　CT／27635件、MRI／8961件、PET／1375件
PET以外の核医学検査／554件、血管造影・IVR117／件

（以上、科、2018年度）

治療
患者一人ひとりに最適な治療手順の作成と適切な診断

　現在、画像診断はがん診療を円滑に行う上で不可欠なものとなっている。同院は、広島県北部医療の中枢を担う病院として、最新のCT・MRI・PET-CTなどを備え、年間3万8千件を越える画像診断を行っている。

　薬剤を投与して正確ながんの位置などを調べるPET-CT検査を行っているのは、広島市北部では同院のみ。画像検査は、院内各科から依頼されたものが中心だが、契約を結んだ院外の医療機関からの依頼も受けており、他院で施行された画像についても専門医が読影し、主治医に結果を報告している。また、血管造影の技術を応用した血管IVRによる肝臓がん治療や、膿瘍(のうよう)ドレナージなどの非血管IVRも行っている。

画像診断は、CTなど被ばくを伴うものも多いため、同科では診断専門医が診療放射線技師とコミュニケーションを取って適切な撮像プロトコル(検査手順)を作成。被ばく量をコントロールして、できるだけ患者に負担をかけずに診断できるよう心がけている。特に、小児の場合は被ばくによる影響が成人より大きくなるため、より綿密な診断計画を立てている。

また、同院は広島県北部の医療圏全域をカバーしているため、1日がかりで診断に訪れる患者も少なくない。そのため、診断書をスピーディに作成していることも同科の特徴で、原則、翌日(金曜の場合、月曜)までには主治医に文書で報告することにしており、必要な場合は当日でも対応している。

肺炎などのがん以外の他の症状の画像診断を行った際に、偶発的にがんの兆候が見つかることも多い。こうした場合、調べていた部位と異なることで主治医に見逃されるのを防ぐため、同院では厳重なチェック体制を取っている。

まず、偶発的ながんの兆候が見つかった場合、後で検索できるように検査報告書にチェックを入れておく。その後、対象の報告書によって主治医ががんの疑いについて対応したかどうか、専門医がカルテを見て確認し、対応が取られてない場合はメールか電話で主治医にすぐに連絡する。こうした綿密なチェック体制により、見落としでがんの症状が悪化することを防いでいる。

小野科長からのアドバイス

放射線画像診断は、がんを早期発見するために欠かせません。放射線診断専門医がおり、適切なプロトコルの作成と画像の管理ができる医療機関で診断を受けられることをお勧めします。

外来診療日

月～金曜(8:30～11:00)
※検査予約はかかりつけ医から地域医療連携室へ連絡要

がん各種

画像診断・IVR・動脈塞栓術

国立病院機構 東広島医療センター　放射線科

富吉 秀樹 部長

東広島市西条町寺家513
TEL 082-423-2176

【スタッフ】藤田和志・迫田慈子・東堀 遥・放射線技師18人

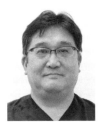

とみよし・ひでき
1991年順天堂大学医学部卒。広島大学病院放射線科、広島赤十字原爆病院、順天堂大学医学部放射線科医学教室助手、JA尾道総合病院放射線科副部長等を経て、2003年より現職。放射線科診断専門医。日本脈管学会脈管専門医。

実績・成績 CT・MRI・核医学検査／11451件
地域連携室の紹介からの画像診断／405件　　（以上、科、2018年度）

治療
精度の高い画像診断と救急医療への対応を重視

　同科は、放射線診断専門医(富吉部長)・放射線治療専門医(1人)・放射線診断科レジデント・放射線専門医(非常勤)・派遣専門医(広島大学放射線科、非常勤)が所属している。

　診断部門の主な業務は、CT、MRI、核医学検査（心臓・脳以外）の読影と、腹部を中心とした血液造影による動脈塞栓術(そくせんじゅつ)(TAE)や、CTガイド下膿瘍(のうよう)ドレナージなどによる画像下治療(IVR)を行っている。その他にも消化管造影や、手術室での大動脈ステントグラフト治療、腹部超音波検査など幅広い診療に携わっている。また、救急医療への対応を重視しており、各科の医師との連携を心がけている。

同院には2台の血管撮影装置が設置されており、脳や心臓、内臓の血管内に細い管(カテーテル)を挿入して血管内からの治療が行われる。がんの治療では、肝がんや膀胱がんなどで、足の付け根からがんを栄養する動脈まで選択的に挿入したカテーテルから抗がん剤を注入する。さらに、交通事故などの外傷による出血ではカテーテルによる止血の治療も行っている。

同部長は、院内各科との良好なコミュニケーションが重要と考えて診療に取り組んでいる。一日平均で7～8件、多いときは20件以上の電話や直接訪問を受けてコンサルテーションを実施しており、夜間・休日の場合には「放射線科としてできる限り救急医療に貢献したい」という思いから、院外での画像参照システムを使用している。

2008年にはPACS(医療用画像管理システム)を導入。これにより、受診があった患者の過去の画像の紛失・劣化を防ぐことができ、モニターで詳細な画像を迅速に観察できるようになった(2014年に更新)。各科の医師や医師以外のパラメディカルを含め、幅広くチーム医療として画像の情報を診療に役立てるように配慮している。

同科では、CT・MRIなどの高額医療機器の共同利用として、開業医からの紹介による検査について、地域医療における中核病院としての役割を重視して積極的に受け入れている。また、広島大学放射線科専門研修プログラムに、広島大学病院の連携施設(診断、核医学、治療)として参加している。

富吉部長からのアドバイス

画像診断を用いた総合的診断を実践したいと考えています。地域の開業医と連携して検査を行っていますので、画像診断やIVRに関するセカンドオピニオンを希望される場合は、まずは、かかりつけ医にご相談ください。

外来診療日

地域連携室からの紹介による検査を実施。

国立病院機構呉医療センター・中国がんセンター　放射線診断科

豊田 尚之　中央放射線センター部長

呉市青山町 3-1
TEL 0823-22-3111

【スタッフ】松浦範明・古本大典・石川雅基

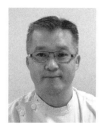

とよた・なおゆき

1990年広島大学医学部卒。広島市民病院、土谷病院、国立大竹病院（現・広島西医療センター）などを経て、2000年米国オレゴン州のヘルスサイエンス大学に留学。広島大学病院に戻り、2009年から呉医療センター放射線診断科科長、2019年から同中央放射線センター長を兼務。日本医学放射線学会放射線診断専門医、日本IVR学会IVR専門医、PET核医学認定医、マンモグラフィ読影認定医。

実績・成績　CT／25768例、MRI／9278例、RI／2632例（うちPET／1384例）
IVR／250例（うちTACE／100例）

（以上、科、2018年）

治療
がん診療に対する総合画像診断とIVR治療に実績

　同科では、各診療科からの依頼によって患者の画像診断を行うほか、画像診断技術を使った低侵襲治療である「IVR」（インターベンショナルラジオロジー）を積極的に実施している。画像診断の専門医師4人のほか、研修医3人（後期2人、初期1人）と技師27人が、協力して業務に取り組んでいる。

　同科の特長は、院内ですべての検査が可能な、自己完結型のオールラウンドな画像診断だ。呉地区で「PET」（陽電子放射断層撮影・ポジトロン・エミッション・トモグラフィー）の機器を所有しているのは同院だけ。このPET検査をはじめ、CT検査やMRI検査、アイソトープ検査や核医学検査と

呼ばれるRI検査も、院内で実施している。開業医からの紹介で診断を行った結果、急性期の脳梗塞や脳出血を発見するケースもあるなど、良質な診断を提供している。

また、IVRも年間250例実施しており、特に、肝動脈化学塞栓療法である「TACE」に力を入れている。TACEは、がん細胞に血液を送っている肝動脈に抗がん剤を注入して、がん細胞の増殖を抑制すると同時に、血管をふさぐ作用のある物質を注入し、がん細胞の働きを止める治療法である。

さらに同院では、薬剤溶出性ビーズを用いた肝動脈化学塞栓療法である「DEB-TACE」も行っている。これは、腫瘍の壊死率が高くなる利点がある一方、がん細胞以外にも効果を与えるため、副作用の危険性が高く、肝不全になることもある。このため、肝臓がんの中でもがん細胞が大きくなったり、がんが多発している場合を中心に、DEB-TACEを実施している。

同院では、豊田センター部長を含め、2人がIVR専門医の資格を持っており、専門医のもとIVRの症例を登録し、専門医の育成に役立てている。さらに、教育・研究活動にも力を入れており、同センター部長が赴任した10年前から、読影会（カンファレンス）を実施。現在研修医を3人受け入れているが、計7人の医師が毎日30分以上、症例ごとにディスカッションしている。

また、学会発表にとどまらず、論文発表にも積極的だ。10年間で発表した論文は20本以上にのぼり、広島大学の関連病院では最も多いという。

豊田センター部長からのアドバイス

当科では、ほとんどのIVR治療を行っています。腫瘍や血管の病変に対して、体への負担が少なく、治療効果が大きい治療法です。充実したスタッフがそろっており、呉市内では唯一PET検査が可能です。

外来診療日

画像診断／月～金曜　※地域医療連携室経由で紹介を受付。IVRの外来診療は行っていないため、各疾患の該当科経由。

がん各種

画像診断・IVR

セントラルクリニック

藤川 光一 医師（理事）

広島市佐伯区五日市駅前 3-5-16
TEL 082-923-1117

【スタッフ】中村 進（院長、画像診断専門医）
品川 慶（副院長、消化管内視鏡専門医、総合内科専門医）

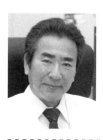

ふじかわ・こういち
1977年広島大学医学部卒。1978年広島赤十字病院放射線科、1984年広島鉄道病院放射線科医長。1988年広島大学医学部講師、1991年JA広島総合病院画像診断部主任部長、1999年同院診療部長、2004年同院副院長、2008年同院病院長補佐、2012年より現職。

実績・成績 診療患者数／24143人、新規患者数／2919人、X線CT件数／3663件、胃内視鏡検査／692件、大腸内視鏡検査／287件、内視鏡的治療／124件（以上、2018年）

治療
がんの診断と、専門性にとらわれない診療で定評

　同院は、2人の画像診断専門医と1人の消化管内視鏡専門医・総合内科専門医が診療にあたっており、X線CT、胃内視鏡検査、胃腸バリウム検査、大腸内視鏡検査、超音波検査、骨塩定量など種々の検査を駆使した総合的な診療で定評がある。特にX線CT、胃内視鏡検査、大腸内視鏡検査については広島市だけでなく、廿日市市や大竹市など140を超える病院、医院、検診センターなどから年間約3000件の検査依頼を受け、地域の検査センター的な役割も果たしている。

同院は、「直接受診する患者や他院からの紹介で当院を受診する患者を可能な限り全科的に診療し、患者や紹介医にできるだけ少ない診療日数で納得できる結果を提供すること」をモットーに掲げている。特にCT診断では、患者の症状や、紹介元医療機関の専門性に目を奪われず、幅広い領域の異常を発見するように心がけることで、思いがけない病変が見つかることも多く、がんの診断を例にあげるならば、同院で年間に診断される350〜400件のがんのうち、3分の1以上が当初検査目的とした臓器以外から見つかっているという。

同院を直接受診する患者の中には「症状があるが、どの診療科を受診したらよいか分からない」「いくつかの医療機関を受診したが、症状の原因がはっきりしない」などの不安を訴える人も少なくない。これらに対しては、専門性に偏らない診察と適切な検査により可能な限り診断を明確にし、客観的なデータに基づいた充分な説明を行った上で、各患者に最適な治療を提案・提供するよう努めている。診断や治療に苦慮するようなケースについては、基幹病院の当該科専門医や地域の専門医、コメディカル等と緊密に連携をとり、チーム医療を実践している。

藤川医師からのアドバイス

スタッフ一同、診断にこだわりを持って診療しています。何らかの症状や不安があり、検査を希望される方、画像診断や内視鏡診断に関するセカンドオピニオンを希望される方のご相談にも対応しています。

外来診療日

月・火・木・金・土曜（詳しくは、下記 HP 参照）
http//:www.centralcl.com/

広島大学病院　放射線治療科

永田 靖 教授

広島市南区霞1-2-3
TEL 082-257-5555

【スタッフ】村上祐司・木村智樹・西淵いくの・高橋一平・権丈雅浩・土井歓子

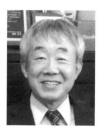

ながた・やすし
1982年京都大学医学部卒。米国ミネソタ大学、京都大学助教授を経て、2008年広島大学病院放射線治療部教授。2009年広島大学大学院放射線腫瘍学教授。2015年広島がん高度放射線治療センター長兼任。放射線治療専門医。

実績・成績　放射線治療（外部照射）／574例（2、3度目の患者を含めると716例）
強度変調放射線治療／212例

（以上、科、2018年）

治療
高精度の放射線治療で国内におけるけん引役

　近年の放射線治療技術の進歩により、手術に匹敵する高い精度の放射線照射が可能となり、根治治療に占めるその役割は増大してきた。特に、手術の際の麻酔や切開などに比べると侵襲が少ないため、がんを切らずに治す放射線治療の意義は高まっている。

　同院では高精度放射線治療を積極的に行っており、ピンポイント照射の定位放射線治療（SRT）や強度変調放射線治療（IMRT）など、コンピューターや医療機器などの改良によって飛躍的な進歩を遂げている。

最も特筆すべきは、肺がんに対する定位放射線治療。完全なピンポイント照射が可能で副作用もほとんど見られなくなり、その技術は世界的権威として高い評価を受けている。永田教授は、肺がんに対する定位放射線治療技術開発の功績に対して、日本人としては15人目、2000年以降では2人目の「Honorary Fellowship of ACR（米国放射線科医会名誉会員）」を受賞（2018年5月）。現在では、小型の肝臓がんにも適応範囲を広げている。

最近、同教授が注目しているのが免疫放射線治療で、放射線治療と免疫療法を併用することで肺がんの治療成績が飛躍的に改善することが証明されている。さらに、アブスコパル効果（放射線治療を行った後に照射部以外に照射の影響が顕著に現れる現象）と呼ぶ、放射線照射で破壊されたがん組織から漏れ出たがん抗原によって、患者の免疫機構が活性化されて全身のがんが消失するメカニズムにも注目しているという。将来的には、県内初の陽子線治療装置の導入もめざしている。

同教授がセンター長を兼任する広島がん高精度放射線治療センターが、2015年に開設された。最新の放射線治療装置が3台設置され、高性能な放射線治療計画装置も多数配備。充実の医療スタッフ体制のもと、一日当たり50〜60人程度の、外来通院が可能な患者に対して治療を提供している。

永田教授からのアドバイス

放射線治療医はがん治療の専門家集団なので、早期から進行がんまでさまざまながんに対して相談が可能です。セカンドオピニオンとしても、放射線治療の可能性についてアドバイスをしています。

外来診療日

水曜（午前）　※再診は予約のみ

広島市立広島市民病院　放射線治療科

松浦 寛司 主任部長

広島市中区基町 7-33
TEL：082-221-2291

【スタッフ】廣川淳一（ほか非常勤2人）

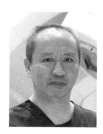

まつうら・かんじ
1994年愛知医科大学卒、1998年広島大学大学院卒。広島市民病院放射線科、広島赤十字・原爆病院放射線科、広島大学病院放射線科などを経て、2010年広島市立広島市民病院放射線科副部長。2015年4月より同院放射線治療科主任部長。日本放射線腫瘍学会・日本医学放射線学会共同認定放射線治療専門医、日本がん治療認定医機構がん治療認定医。

実績・成績　治療患者数／745人（新規患者数565人）※
※うち肺がん111例、乳がん193例

（以上、2018年）

治療
がん患者の心のケアや MSCC 予防の啓発も

　同院は、地域がん診療連携拠点病院として、科学的根拠に基づいた医療（evidence-based medicine、EBM）を骨組みとし、臨床経験に基づいた医療（experience-based medicine、eBM）で肉付けした放射線治療を提供。ここ10年で患者数は急増し、現在では毎日50〜60人、年間で750〜800人の治療を施す。2015年に設立された「HIPRAC（広島がん高精度放射線治療センター）」とも適切な役割分担や連携を図り、年間治療患者数は広島県内1位。国内の自治体病院の中でもトップクラスの実績を誇る。

治療では、高精度の最新機器の導入のみならず、ソフト面での患者への配慮も怠らない。「がんを治すのではなく、がん患者さんを治す」をモットーに、放射線腫瘍医、放射線治療技師、看護師、事務職員などからなる放射線治療チームを確立。ガイドラインだけでは見えない患者の精神状態や家族の思いなど、バックグラウンドを考慮して治療に当たることも特長である。

中でも、肺がんの根治治療には特に力を入れており、手術ができない局所進行非小細胞肺がんでは、腫瘍のみに集中的に照射する病巣部照射を取り入れている。従来の照射野が広い予防的リンパ節照射に比べると、正常肺の照射線量を軽減することができ、かつ高線量を照射できることから、副作用も少なく一定の成果を上げている。

転移性骨腫瘍(骨転移)の緩和治療にも注力しており、運動障害や知覚障害、膀胱直腸障害などを引き起こす転移性脊髄圧迫(MSCC)の早期発見と、有効な放射線治療の啓発活動にも取り組んでいる。脊椎に転移したがんが脊髄を圧迫することで引き起こされる神経症状は、時間単位で急速に進行することから、少しでも治療が遅れると回復が困難な両足麻痺で歩行不能になることも。

松浦主任部長は「診察時には痺れだけだったのに、その日の午後には歩けなくなる例もあります。しかし、専門医でもMSCCの認知度はまだ低いのが現状です」と、ポスターの配布やセミナーなどで、早期診断・治療を呼びかけている。

松浦主任部長からのアドバイス

「早期がんから進行がんまで」「頭の先から足の先まで」の広い守備範囲で、患者さんに合ったオーダーメイドの放射線治療を提供しています。気がかりなことがあれば，どんな些細なことでも遠慮なくご相談ください。

外来診療日

月～金曜

がん各種

放射線治療

国立病院機構 呉医療センター・中国がんセンター　放射線腫瘍科

幸 慎太郎 科長

呉市青山町 3-1
TEL 0823-22-3111

【スタッフ】足立佳範・診療放射線技師 4 人・看護師 2 人

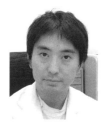

ゆき・しんたろう
2003年広島大学医学部卒。広島大学病院、広島市民病院、広島赤十字・原爆病院などを経て、国立がん研究センター中央病院放射線治療部で短期レジデント。広島大学病院助教、JA広島総合病院放射線治療科副部長、安佐市民病院放射線治療科副部長を経て、2015年から現職。日本医学放射線学会放射線治療専門医、同学会研修指導医、日本がん治療認定医機構がん治療認定医。

実績・成績　放射線治療患者数／340人（うち乳腺100人、肺75人、頭頸部30人、血液腫瘍20人）
照射件数／6551件　　　　　　　　　　　　　　（以上、科、2018年度）

治療
強度変調放射線治療（IMRT）・画像誘導放射線治療（IGRT）に定評

　放射線治療は、手術療法・化学療法と並ぶがん治療の3本柱の一つで、病巣部に放射線を集中して照射し、がんの治療を行う。現在では、治療法の進歩や患者の高齢化に伴い、その数は増加している。根治照射（がんを根治的に治療）、緩和照射（症状を緩和）、術前照射（手術前）、術後照射（手術後）など、がん治療のさまざまな場面で行われている。

　同院では2012年に、中四国地方で初めて「Helical TomoTherapy」（高精度放射線治療専用装置）が導入された。無限の回転軌道照射を実現させた強度変調放射線治療（IMRT）の専用機で、実際の治療の前には毎回CTを

撮影し、治療を計画した際の画像と比較して、位置の誤差を補正する画像誘導放射線治療(IGRT)を行っている。

　小さながん病巣へのピンポイント照射はもちろん、複雑ながん病巣や、複数の病巣への治療が可能な全身をターゲットにしており、「TomoTherapy」自体でCT撮影を行い、がん病巣の位置確認を簡単に行うことができる。これにより、正確で緻密な放射線照射が可能となり、病巣線量の増加と正常組織への副作用の軽減が可能になった。手術で問題となる感染症や麻痺などの合併症、続発症の危険も軽減。通常の手術では危険が伴う患者や余病のある患者、年齢的に不安な患者も安心して治療ができる。

　通常のリニアックを利用した放射線治療に比べ、がん病巣のみを集中的に照射することで治療効果が上がるため、放射線の副作用が軽減可能。前立腺がんなどの治療は通院が基本で、一部疾患を除いて保険が適用されている。

　また同院では、呉地区で唯一、脳腫瘍に対する脳定位放射線治療(SRT)も行っている。転移性脳腫瘍に対して、手術を行わなくても生活の質(QOL)を損なうことなく、副作用の少ないピンポイントの治療が可能になっている。

　同科の4人の診療放射線技師のうち、2人は専門放射線技師で、看護師の1人もがん放射線療法の認定看護師。同科では、内科や外科など各診療科とも連携を取りながら、チーム医療によって、患者の体に負担の少ない治療を心がけている。

幸科長からのアドバイス

当院の特徴はチーム医療にあります。放射線治療はもちろん、がんの治療方針に関してなど、何か心配事や質問がありましたら、遠慮なくご相談ください。

外来診療日

月・水・金曜（午前・午後）

がん各種
──化学療法

広島大学病院　がん化学療法科

杉山 一彦 教授・がん治療センター長

広島市南区霞 1-2-3
TEL 082-257-5555

【スタッフ】妹尾 直・山内理海・難波将史・岡本 渉（がん治療センター）

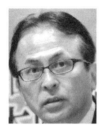

すぎやま・かずひこ
1984年広島大学医学部卒。同付属病院や関連病院で研修。広島大学病院脳神経外科で悪性脳腫瘍の手術・化学療法を研さん。同大学脳神経外科学准教授を経て、2012年より現職。日本がん治療認定医機構認定医・施設指導者。脳神経外科指導医。日本脳腫瘍学会理事・脳腫瘍ガイドライン 委員会委員長。

実績・成績
治療マネージメント（同院化学療法室）／14000人（年間）
外来診察／100人前後（消化器がん肉腫・原発不明がん、転移性脳腫瘍、原発性脳腫瘍）

治療
年間14000人の各種がんの化学療法に対応

　同院のがん治療は、成人がん部門・小児がん部門・緩和ケア部門・AYA部門(思春期〜若年成人期)からなり、各診療科の治療を病院全体でサポートする体制をとっている。成人がん部門では、薬物治療の適正な運用を図り、医師だけでなく薬剤師、看護師、心理士などの他職種も参加・連携したオープン化を進めている。

　現在、がん療法では、免疫チェックポイント阻害薬（そがいやく）（ニボルマブ、ペンブロリズマブなど）や各種分子標的薬（ぶんしひょうてきやく）の投与が中心になっている。吐き気や白血球の減少など、従来の抗がん剤にみられた副作用は少なく、

皮膚炎や甲状腺炎、腸炎、糖尿病、自己免疫疾患の類似症状などのマネージメントが主体で、病院全体で迅速な副作用対策を行っている。

特に、免疫チェックポイント阻害薬は肺がん（非小細胞肺がん）や腎がん、肝臓がん、胃がん、頭頸部がん、膀胱がん、血液がん、リンパ腺がんなど幅広く使用され、再発までの期間や生存期間延長に大きく寄与している。胃がんや大腸がん、乳がん、血液がんでは、従来型の抗がん剤と分子標的薬の組み合わせが一般的で、副作用対策が著しく進歩して進行がんの治癒の可能性も広がっている。

同科では、脳神経外科・血液内科・耳鼻咽喉科などと協力して、新薬の治験・臨床試験を数多く施行している。再発神経膠腫に対するイソクエン酸脱水素酵素1（IDH1）阻害薬や、投与量を増量したテモゾロミド、中枢神経系悪性リンパ腫に対するブルトン型キナーゼ阻害薬などが代表例である。また、遺伝子診療部に協力してがんゲノム医療を推進しており、特に分子標的薬投与の分野で積極的に関与している。

これからのがんは、長寿社会となっている現在では誰もが向き合う病気で、10年20年先を見据えた展望意識と治療が必要になる。杉山教授は、県内の高校生など若い世代を対象にがんの出張講義も行っており、がんの予防医療を啓発していく活動にも努めている。

杉山教授からのアドバイス

がんは高齢の患者さんが増え続けており、普通の病気になりつつあります。特に、大腸がんの早期発見につながる便の潜血反応が出た場合などは、速やかに専門医の精密検査・診断（2次検診）を受けることが大切です。
また、治験・臨床試験情報もがん治療センターのホームページに掲載しております。

外来診療日

初診・再診／月～金曜（午前・午後、水曜は午後のみ）
※初診は要紹介状

がん各種

化学療法

県立広島病院　臨床腫瘍科

篠﨑 勝則 主任部長

広島市南区宇品神田 1-5-54
TEL 082-254-1818

【スタッフ】土井美帆子・森岡健彦・藤井康智・築山尚史

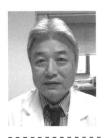

しのざき・かつのり
1989年広島大学医学部卒。広島大学医学部第二外科入局。米国ニューヨーク・マウントサイナイ医科大学に留学。広島大学病院消化器診療科消化器外科助手、国立がんセンター中央病院乳腺・腫瘍内科、消化器内科を経て、県立広島病院臨床腫瘍科部長。2008年から現職。日本臨床腫瘍学会（がん薬物療法専門医・指導医）、日本がんサポーティブケア学会、日本癌治療学会（がん治療認定医・暫定教育医）、日本外科学会（認定登録医）、アメリカ臨床腫瘍学会。

実績・成績
外来化学療法の実施件数／8114件
内訳／大腸1664件、肝胆膵1430件、乳腺1233件、呼吸器1118件、胃817件、婦人科355件、血液55件など　　　　（以上、科、2018年度）

治療
患者視点に立った積極的・集学的ながん化学療法を実施

　同科では、化学療法を原則として外来通院で実施している。外来フロアには化学療法室が整備され、専門医師のほか看護師、薬剤師で構成される化学療法チームが、外来化学療法はもとより輸血・輸液療法や、胸腹水ドレナージなどの支持療法、疼痛緩和などの緩和ケアも提供している。

　チームはがん領域の専門・認定資格を取得したスタッフからなり、「患者さんが安心して化学療法を継続するには、在宅を見据えた治療がかかせません」と篠﨑主任部長。患者が自宅に戻ったときの状態も想定しながら、化学療法に伴う副作用や合併症、療養生活上の注意点などのアドバイスを行

う。また、悩みや困ったことなどについて電話によるサポートも実施している。

　同科は2006年、全国の公立病院に先駆けて新設され、固形がんを中心に診療を開始した。当初は、外科から紹介された消化器がんや乳がんの化学療法を行っていたが、耳鼻咽喉科や皮膚科にも拡大。現在は、呼吸器内科や産婦人科、泌尿器科などとも緊密に連携しながら、あらゆる固形がんに対応している。「臓器横断的に化学療法を実施するのが特徴です」と同主任部長。2018年からは、悪性リンパ腫や多発性骨髄腫、骨髄異形成症候群などの血液がんの化学療法にも対応している。

　さらに、がん患者の遺伝情報（ゲノム）を解析して最適な治療法を決める「がんゲノム医療」にも積極的に取り組んでいる。2019年7月から保険適用となった遺伝子パネル検査は、同院ではすでに12人が実施。「標準治療がない」「余命数か月以上」など検査の制限はあるが、今後、プレシジョン・メディシン(精密医療)には重要な検査と期待されている。

　また、同科の特色として、最新の治療法や治療薬の開発をめざした臨床試験(臨床研究)や治験も積極的に行っている。

　同院では、2015年に「腫瘍センター」が開設された。入院が必要な化学療法や放射線療法、化学放射線療法、がんによる症状の緩和を目的とした姑息的手術、緩和ケアなどの集学的な治療を提供している。同科は、この腫瘍センター内に25床のベッドを備え、化学療法のほか有害事象に対する支持療法、在宅緩和ケアの後方支援にも力を入れている。

篠﨑主任部長からのアドバイス

患者さんやその家族の視点に立った治療を心がけています。安心、安全、安楽に留意しながら、化学療法を効果的に行っています。医療スタッフと患者さん、その家族が一緒に考えながら治療を進めましょう。

外来診療日

月～金曜（午前・午後）
セカンドオピニオン外来／火・木曜 14:00 ～ ※要予約

広島市立安佐市民病院　腫瘍内科

北口 聡一　主任部長
（呼吸器内科部長、内科・総合診療科部長）

広島市安佐北区可部南 2-1-1
TEL 082-815-5211

【スタッフ】菅原文博・西野亮平・水本 正・香川洋輔・小西花恵（以上、呼吸器内科）・柾木慶一（消化器内科）・山北伊知子（外科）・がん薬物療法認定薬剤師4人・がん化学療法看護認定看護師2人

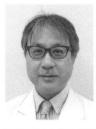

きたぐち・そういち
1989年大分医科大卒。1998年広島大学大学院卒（博士号）。広島大学分子内科学教室や関連病院（広島市民病院など）で呼吸器病学・肺がん治療の研さん。国立がん研究センター中央病院、ヴァンダービルト大（米国）などを経て、2011年から現職。日本臨床腫瘍学会がん薬物療法専門医。西日本がん研究機構（WJOG）理事。日本肺がん学会評議員。日本呼吸器学会専門医・代議員。日本内科学会総合内科専門医・中国支部評議員。

実績・成績　肺がん化学療法／146例、乳がん手術前後化学療法／56例、消化器がん／10例、肉腫など／10例、WJOG・CS-lung・広島大学の各臨床試験参加（指導論文が日本肺癌学会優秀論文）　　（以上、科、2018年度）
※2011年からがん薬物療法専門医を4人育成

[治療]
肺がんをはじめとするさまざまな腫瘍の化学療法を実践

　同院では2011年に腫瘍内科を開設し、がんに対する化学療法を専門に実施している。呼吸器内科を兼務している北口主任部長は、30年におよぶ豊富な肺がん患者の治療経験を生かし、広島のみならず日本のがん治療の発展と若手育成のため、肺がん診療ガイドラインの作成委員をはじめとして日本呼吸器学会専門医資格審査委員、日本肺がん学会など3学会の論文査読員を務めるなど、全国の専門医からの評価も高い。

広島大学はもとより、がん研究センター中央病院（東京都）の消化管腫瘍科や乳腺腫瘍科のほか、ヴァンダービルト大（米国）の呼吸器腫瘍科などで研さんを積み、患者の全身状態に合わせて標準的かつ最新最良の治療法を選択。また、臨床試験への参加も積極的である。

肺がんの化学療法患者は県内トップクラスであるほか、乳がんの手術前後の化学療法も56人（同）を数え、消化器がん・肉腫・胚細胞腫瘍・神経内分泌腫瘍などの治療も積極的に実施している。同科では、呼吸器内科・乳腺外科・消化器内科・消化器外科・放射線治療科・緩和ケア科などと連携してがん患者を診療しており、化学療法は同主任部長がマネジメントしている。

近年、がん化学療法の進化により患者の生存期間は確実に延長している。免疫療法や分子標的薬を含め、最先端の標準的薬物療法を提供し、副作用に対してもしっかりと対応するため、がん治療専門の薬剤師や看護師との緊密な連携でチーム医療を実践。また毎朝、化学療法センターでの点滴化学療法の全外来患者（5416件、2018年度）についてカンファレンスを実施している。

同院では、腫瘍担当科の多くの医師や看護師、薬剤師など多職種からなる医療チームが患者の治療方針を検討する「キャンサーボード」を毎週開催。「手術か化学療法か」。レジュメなどを情報共有しながら熱く検討している。

2019年、同院はがんゲノム医療連携病院に指定された。遺伝子パネル検査が保険適用となりがんゲノム医療の発展に加速がついており、同主任部長は「ゲノム情報を的確に化学療法に結びつけることも、今後の大切な役割です」と意気込む。

北口主任部長からのアドバイス

患者さんの考え方を尊重し、自分らしい治療生活ができるようにチーム医療でサポートしています。「自分はがんとどう向き合いたいか」、本音を私にぶつけてください。

外来診療日（呼吸器内科初診）

北口／水、香川／月、西野／火、菅原／木、水本／金

県立広島病院　臨床腫瘍科
土井 美帆子 部長

広島市南区宇品神田 1-5-54
TEL 082-254-1818

【スタッフ】篠崎勝則・森岡健彦・藤井康智・築山尚史

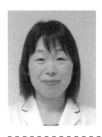

どい・みほこ
1995年広島大学医学部卒。聖路加国際病院内科レジデント、呉医療センター呼吸器内科、広島大学病院呼吸器内科、国立がん研究センター中央病院乳腺腫瘍内科（県立広島病院から半年間出向）などを経て、2006年より現職。日本内科学会専門医。日本呼吸器学会専門医。日本臨床腫瘍学会がん薬物療法専門医・指導医。日本癌治療学会がん治療認定医。

実績・成績　外来化学療法担当件数：
乳腺／1233件、肝胆膵／1430件、呼吸器／1118件のうち一部
婦人科／355件のうち一部、その他（メラノーマ、頭頸部など）／1045件
のうち一部　　　　　　　　　　　　　　　　　（以上、土井、2018年度）

治療
患者各々に即した最善のがん薬物療法を実践し好成績

　同科は、固形がんや血液がんの患者に対して化学療法を提供し、副作用や合併症にも対応している。がん薬物療法専門医である土井部長は、さまざまながんの特徴や薬剤の作用に精通しており、がん患者一人ひとりに即した質の高い治療を行っている。

　乳がんでは、がん細胞の特性を決定づけるホルモン受容体やHER2蛋白（たんぱく）の有無、がんの進行度、患者の状態・希望などを勘案して、殺細胞性抗がん剤治療・分子標的治療・ホルモン療法の中から、最適な治療法や薬剤を選択し良好な成績を得ている。再発リスクが高い場合は術前術後に化学療法を実施。

さらに、副作用による倦怠感・筋力低下などの軽減・予防に役立つ栄養管理やリハビリも提唱。関連各科と連携し、治療開始から3か月ごとに、化学療法開始から1年後まで指導を続けている。転移・再発の場合は、多数の選択肢からまず一つの治療を施行し、効かなくなると別の治療に切り替えて緩和ケアも並行して行う。

　乳がんの治療は長期にわたるため、できる限り副作用のない状態で、これまでの生活スタイルを長く維持することを目標に、複数の選択肢を示して患者と相談し理解が得られるよう心がけている。

　薬物療法の進歩により、切除不能な膵臓がんも多剤併用化学療法でがん縮小後に切除できた症例があり、延命も可能になっている。また非小細胞肺がんでは、HER2陽性の乳がんと同様に多くの分子標的薬が開発され、がんの持つ遺伝子変化に合わせて、より効果が高く副作用の少ない治療を行っている。分子標的を持つがんの治療成績は著しく進歩し、患者の生存期間中央値は転移を有する場合でも、乳がんで2年未満(HER2標的療法開発前)から4〜5年に、肺がんも1年前後(分子標的薬開発前)から3〜5年へと改善している。

　さらに、免疫療法薬(がんにブレーキをかけられた免疫細胞を活性化させる)も開発が進んでいる。がん細胞の遺伝子検査を行い、マイクロサテライト不安定性(遺伝子の傷をどの程度修復可能かをみる)が陽性であれば、臓器に関わらず免疫チェックポイント阻害剤を使用して高い効果を実証している。こうした、同部長らが取り組んできた臓器横断的な新しい治療法は、現在、がんゲノム医療としてさらなる進化が期待されている。

土井部長からのアドバイス

がんの薬物療法は、「●●がんの治療」から、「〇〇の性質を持つがんの治療」という形態に変わってきています。さまざまな選択肢の中から、自分の生活や人生観も含めて医療者と相談し、納得して治療を受けましょう。

外来診療日

月〜金曜（午前・午後）

がん各種

固形がんの薬物療法・がんゲノム医療

国立病院機構 呉医療センター・中国がんセンター　腫瘍内科
平田 泰三 科長

呉市青山町 3-1
TEL 0823-22-3111

【スタッフ】岡田優子・野崎美紀

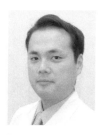

ひらた・たいぞう
2003年岡山大学医学部卒。国立がんセンター中央病院、医薬品医療機器総合機構、岡山大学病院准教授などを経て、2017年から現職。日本内科学会 認定内科医・総合内科専門医・指導医。日本臨床腫瘍学会がん薬物療法専門医・指導医。日本乳癌学会乳腺専門医。日本臨床薬理学会指導医。2018-2019 Best Doctors in Japan選出。

実績・成績　化学療法件数／6492件（科、2018年）

治療
副作用を最小限に、治療効果は最大限に

　腫瘍内科は、薬の効果を最大限に引き出し、副作用を最小限に抑えて、さまざまながんの治療を行う科である。その診療範囲は、抗がん剤や分泌治療といった薬物治療にとどまらず、がんの診断や緩和治療の導入にまで及ぶ。患者各々の状態や、本人や家族の希望などを考慮しながら、手術・放射線治療・抗がん剤治療・緩和治療というがん治療の4本柱を、どのタイミングで行うかを判断することが必要となる。

　平田科長は、乳がん・胃がん・原発不明がん・肉腫・皮膚がんや、希少な疾病など難しい腫瘍に対して、抗がん剤治療や内分泌治療を行っている。国内で初めて使用する薬の治験や新薬の審査に携わった経験を持ち、全国でも数少ない内科

の乳がん専門医でもある。

　抗がん剤治療は日進月歩の勢いで研究が進んでおり、治療薬の種類は急速に増加している。例えば、乳がんの場合、国内ではがん細胞の表面にHER2というタンパクを持つタイプが約20%存在し、治療で困難をきわめていたが、HER2を狙い撃ちする分子標的治療薬を使用できるようになったことで、治療効果に大きな改善が見られるようになった。

　また、免疫チェックポイント阻害剤（患者の免疫力を回復させてがんを治療）は、皮膚がんを皮切りに多くのがん診療を前進させた。これらの新薬は、薬単独で効果を発揮するだけでなく、一部のがんでは手術や放射線治療後に使用することで治療成績が高まることも分かった。その一方で、従来の抗がん剤治療では認められなかった内分泌系の異常や神経症状などの副作用も現れるようになった。同科長は、がん以外にも糖尿病などの内分泌疾患や、消化器系・呼吸器系疾患にも精通する内科専門医であるため、薬による新しい副作用だけでなく、患者の全身管理を得意としている。

　同じレシピを使っていても熟練のシェフと素人では味に差が出るように、こうした新薬を使いこなすのには副作用対策を含む豊富な知識と経験が必要となる。同センターでは、がん治療に習熟した薬剤師が診察前に副作用を確認し、抗がん剤治療開始前には看護師が対処方法や日常生活の過ごし方などのオリエンテーションを行うなど、綿密なチェック体制を構築している。新薬は高額な場合が多いため、安心して使用できるよう、各種助成制度の適応についても万全の支援を進めている。

平田科長からのアドバイス

患者さんにお願いしたいのは、主体的に医療に参加すること。自分の病気について理解を深め、疑問に思うことは聞いて、私たち医療チームの一員として行動していただくことが大事だと思います。心から納得した上で、より良い医療を選択してください。

外来診療日

月・水・金曜

がん各種

化学療法（抗がん剤治療・分子標的治療・内分泌治療）

がん各種
──緩和ケア

広島大学病院　がん治療センター　緩和ケア部門

倉田 明子 副部門長

広島市南区霞 1-2-3
TEL 082-257-5555

【スタッフ】林 優美・濱田 宏・大下恭子・中村隆治・井原世尊・看護師4人、薬剤師3人など

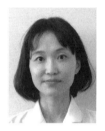

くらた・あきこ
1998年広島大学医学部卒。広島大学病院、呉医療センター、賀茂精神医療センター、広島市民病院などを経て、2018年10月から現職。精神保健指定医、日本精神神経学会精神科専門医・指導医、日本サイコオンコロジー学会認定登録精神腫瘍医、日本総合病院精神医学会精神科リエゾン専門医・指導医。

実績・成績 入院患者数／約320人（緩和ケアチーム、2018年度）

治療
スタッフ充実で緩和ケア、年間新規患者は320人

　同院に緩和ケアチームができたのが2006年。2015年に緩和ケアセンターとなり、医師や看護師、薬剤師のほか、栄養士、作業療法士、歯科衛生士、医療ソーシャルワーカーなど多くの協力スタッフのもと、より充実した緩和ケアを提供している。緩和ケア専門医と精神科専門医がチーム専従医であるため、こころと体の症状に対してより専門的な緩和ケアの提供が可能。対象疾患のほとんどはがん患者だが、2018年4月から進行した末期心不全の患者も対象となり、同院心不全センターとも連携している。

同院は早期からの緩和ケアに力を入れており、亡くなる直前だけでなく、がんと診断されたときから介入し、QOLの改善を目指している。具体的には痛み、吐き気、呼吸困難という身体症状、不眠、不安、気持ちの落ち込み、いらだち、せん妄などの精神症状などが挙げられる。近年はアドバンスケアプランニング（ACP）と呼ばれる、まだ身体機能がさほど低下していないうちから、先の療養に備えるため、本人の希望や価値観を家族や医療者と共有する話し合いが勧められている。同院でもACPの促進のため、主治医や病棟スタッフ、外来看護師などと緩和ケアチームが連携している。

入院患者の場合、主治医や病棟スタッフから緩和ケアチームに依頼があれば診察し、患者のニーズに沿って症状が緩和できるよう対応する。患者だけでなく家族に対するケアも行っている。病状の説明や退院時のカンファレンスなどにも、緩和ケアチームが積極的に同席し、病状の受容のサポートや意思決定の支援を実施している。

最近はがん治療の主体は外来になっており、外来患者も年々増えている。外来患者に対しても、痛みや不安、不眠などの身体症状や精神症状、主治医からの病状説明時のこころのケアとしてのサポート、今後の療養についての検討など、緩和ケアチームの医師や看護師が対応している。

がん各種

緩和ケア

倉田副部門長からのアドバイス

緩和ケアは死が近づいたときだけでなく、がんなどの診断がついたときから、患者さんや家族がつらいと感じることに対して行っていくものです。体の症状、心の症状、療養の不安など困ったことがあれば外来、入院を問わず緩和ケアチームにご相談ください。

外来診療日

身体症状／月・火・木曜、精神症状／木・金曜　※いずれも予約制

市立三次中央病院　緩和ケア内科・緩和ケアセンター

佐伯 俊成　医長・センター長
（緩和ケアチーム専任精神科医）

三次市東酒屋町 10531
TEL 0824-65-0101

【スタッフ】高広悠平・新谷ひとみ・新濱伸江・南 佳織・原 圭子

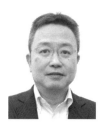

さえき・としなり
1985年広島大学医学部卒。JA吉田総合病院、広島市民病院、中国労災病院、安佐市民病院、都立墨東病院を経て、1996年から広島大学病院精神科助手、同医局長、同講師、同総合診療科准教授を歴任。2013年より現職。厚生労働省精神保健指定医。日本心身医学会心身医療認定医。日本総合病院精神医学会専門医・指導医。日本精神神経学会専門医・指導医。

【実績・成績】緩和ケアチーム介入件数／161例（緩和ケア診療加算対象、2017年度）
緩和ケア外来診療延べ件数／1162件（2018年度）

治療
全国レベルの上質な緩和ケアの提供へ

　がん患者が自宅で暮らしていくためには、痛み・吐き気・倦怠感（けんたいかん）・不眠などのつらい症状はもちろん、さまざまな心理的社会的ストレスを和らげていくための、多面的で専門的なアプローチが必要になる。

　佐伯医長が広島大学から同院に招請されて着任（2013年）以来、県北地域の緩和ケアの提供体制は着実に充実・拡大の一途を辿っている。それを裏打ちするのは、同医長や高広副医長が、ともに緩和ケア臨床に関して国内最高レベルにある埼玉県立がんセンター緩和ケア科・余宮きのみ部長に師事し、毎年同科へ見学・研修に赴いて、常に最新の知見と技術を習得する進取の精神であり、県北という超高齢化の僻地（へきち）にもかかわ

らず、同院は全国レベルの緩和ケアを積極的に提供・展開している。

2016年10月には、ジェネラルマネジャーおよび専従・専任看護師が増員されて緩和ケアセンターが発足。県下の拠点である広島大学病院がん治療センター緩和ケア部門に次いで、他の大規模拠点病院に先駆ける形で、県内2番目の緩和ケアセンター設置が実現した。

同センターのサービス対象は、すべてのがん患者とその家族等に及ぶ。①緩和ケアチームによる入院がん患者への介入支援・症状緩和（入院緩和ケア）、②緩和ケア内科外来でのがん患者と家族の診療・ACP（事前ケア計画）の立案実行（外来緩和ケア）、③在宅療養を望む患者・家族のための訪問サービス調整と定期訪問診療・緊急往診（在宅緩和ケア）、これら3つの基幹サービスを統括しつつ、がんに関するあらゆる院内外からの相談に対応する。さらには、県北の在宅ケア実務者を対象とした定期的な研修会の開催によって緩和ケアを啓発していくことが、その中心的な業務と役割である。

とりわけ、同院が展開する県北の在宅緩和ケアは、拠点病院の緩和ケア専門医である同医長と患者に身近なかかりつけ医・訪問看護ステーションなどが、日頃から緊密に連携する全国的にも珍しい仕組みで、患者の最期の暮らし方の選択肢を広げる画期的なモデルといえる。2018年度は、23人のかかりつけ医と連携して年間60人、延べ270件ほどの訪問診療を行い、在宅での看取り率も9割に達している。

がん各種

緩和ケア

佐伯医長・センター長からのアドバイス

最新の技術によって「からだの苦しみ」を和らげるのはもちろん、熟練の心理カウンセラーや臨床経験豊富な精神科医がお手伝いすることによって「こころの苦しみ」をも和らげています。「自宅で最期まで過ごしたい」とのご要望にも確実にお応えします。

外来診療日

月・火・水・木曜（9:00 ～ 12:00）※完全予約制

広島市立広島市民病院　緩和ケア科

岡部 智行 部長

広島中区基町 7-33
TEL 082-221-2291

【スタッフ】塩崎滋弘・沖川佳子

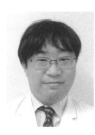

おかべ・ともゆき
2003年広島大学医学部卒。広島市民病院放射線科、広島大学病院、安佐市民病院緩和ケア科などを経て、2018年より現職。日本緩和医療学会。緩和医療認定医。

実績・成績
新規入院患者対応／260人（2018年度）
外来患者数／460人（通算）

治療
がん患者等の苦痛症状に専門性の高い緩和ケアチームで対応

　がんと診断されてがんと向きあう患者は、体の症状だけでなく、気持ちのつらさや今後の生活など、さまざまな苦しみを抱えている。がんの治療などに伴う体の症状や気持ちのつらさなどを緩和させるケアは、患者にとって大きな支えになっている。同院では、患者本人が抱える症状の対応はもちろん、周りの家族の苦痛も軽くなるよう支援を行い、がんと診断された際や治療中、治療の終了後も、身近に頼ってもらえる緩和ケアをめざしている。

　同院では、主治医からの紹介によるがん患者が全体の約90％以上を占

める。化学療法中の痛みなどの症状が、主治医の対応だけでは改善が難しいと判断される場合などに、より専門的な緩和ケアを提供している。診療では、患者の状態に応じた薬物療法が中心となることが多いが、患者と家族の価値観を大切にした「自分らしい生活」を続けられるような診療を行うように努めている。

近年、全国的に若年の患者が増加しているが、同院でも30歳代の年代も目立ち始め、病気だけでなくこれからの生活や仕事、家庭など多くの不安を抱えるケースも多い。また高齢患者では、「家族に迷惑をかけたくない」などさまざまな価値観を持っている。そのため、初診外来や入院治療中の病床で繰り返し相談を行っており、効果があっても使いたくない薬品や、生活環境、将来の治療計画などにも配慮している。

緩和ケアチームのリーダーでもある岡部部長は、緩和ケアの認定医で地域の総合病院で幅広い症例に対応してきた実績を持つ。同院には、緩和ケアに関する知識を持つ認定看護師が在籍。患者や家族の価値観、主治医の意向に添えるよう、精神科医や薬剤師とチームをつくり、最も効果的な緩和ケアを提供できる体制を構築している。さらに、医療ソーシャルワーカー（医療制度や福祉の専門家）や栄養士、リハビリ担当者などと協力し、総合病院ならではの体制で患者の要望に対応している。

今年度には緩和ケアセンターが設置され、さらに安心して緩和ケアが受けられるチームづくりが進んでいる。

岡部部長からのアドバイス

いつから緩和ケアを考えるかは難しいですが、大切な問題でもあります。診断早期から困ったことがあれば、専門家へ相談してください。患者さんから「安心する」「安らげる」の声を頂けるよう努めています。

外来診療日

月～金曜 ※紹介制・予約診療

広島市立安佐市民病院　緩和ケア内科

谷口 真理 副部長

広島市安佐北区可部南 2-1-1
TEL 082-815-5211

【スタッフ】田中裕之・小早川誠
（その他、看護師・薬剤師・ソーシャルワーカーなど多職種で構成）

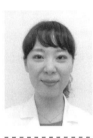

たにぐち・まり
2008年自治医科大学医学部卒。庄原赤十字病院内科、神石高原町立病院内科を経て、安佐市民病院総合診療科、2018年より現職（総合診療科兼任）。日本内科学会認定総合内科専門医。日本緩和医療学会認定医。日本病院総合診療医学会認定医。

実績・成績　がんカウンセリング件数／718件
　　　　　　緩和ケアチーム介入患者数／228人　　　　（以上、科、2017年度）

治療
患者一人ひとりの"その人らしさ"を大切にした緩和ケアを実践

　緩和ケアは、がんなどの重い病気を抱える患者やその家族のつらさを和らげ、より豊かな人生を送ることができるように支えていくケアである。かつては、緩和ケアというと「病気が進行した末期に受けるもの」というイメージが根強かったが、近年では「実際の病気の進行度に関わらず、必要があれば早期からでも導入して治療と並行して進めていく」ことが強く推奨されている。

　同科は2009年4月に診療をスタート。病気やその治療によって生じる身体の苦痛を取り除くだけでなく、「患者が住み慣れた自宅で苦痛なく

安心して日常生活を送れること」を目標に、本人はもちろん家族や仕事、生活といった、患者を取り巻く全ての要素に対してアプローチを行っている。

同院では、緩和ケアが必要と思われる患者をいち早く把握して同科につなぐ役割を持つ看護師「リンクナース」を各病棟に1人ずつ配置。患者の苦痛を早期に拾い上げ、必要なタイミングで緩和ケアを提供できるようなシステムを構築している。

緩和ケアチームは、医師・看護師・薬剤師・ソーシャルワーカーなど多職種のスタッフで構成され、毎週行われるカンファレンスや回診を通して情報を共有。患者の苦痛に対し、多方面からのアプローチを行っている。

また、心不全や呼吸不全など非がん疾患の苦痛緩和にも力を入れており、他科との連携を図って患者の苦痛の緩和に取り組んでいる。さらに、病院全体の緩和ケアのスキル向上のための医療者向け研修会や、地域住民への緩和ケア普及をめざした講演活動なども精力的に行っている。

現在では、患者自身が住み慣れた家でできるだけ苦痛なく長く過ごせることを目標に、かかりつけ医等との連携を深めながら、地域ぐるみで患者の診療にあたるシステム作りに取り組んでいる。

がん各種

緩和ケア（非がん含む）

谷口副部長からのアドバイス

患者さんが自分の人生をどう過ごしたいかを大切に、患者さんが病気の苦痛から少しでも解放されて生活できるよう、病院全体で取り組んでいます。体のつらさや心の悩みがある方は、遠慮しないで病院スタッフに伝えてください。

外来診療日

月～金曜（9:00～11:00）
※水曜のみ午後も診療（精神科医師）、完全予約制

シムラ病院

岩田 尚士 院長

広島市中区舟入町 3-13
TEL 082-294-5151

【スタッフ】甲斐佑一郎・山﨑真由美（以上、医師）・看護師 15 人・薬剤師 4 人

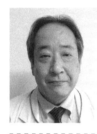

いわた・たかし
1985年広島大学医学部卒。広島市民病院外科、国立病院九州がんセンター消化器外科、広島大学病院原爆放射線医科学研究所外科助手、安佐市民病院外科副部長などを経て、2012年より現職。医学博士。日本外科学会専門医・指導医。日本消化器外科学会認定医。日本がん治療認定医機構暫定教育医。日本緩和医療学会暫定指導医。広島大学医学部臨床教授。

実績・成績 延べ患者数／5503人、病床利用率／88.7%（以上、2018年度）

治療
最期の場所ではなく治療の選択肢を可能な限り提供

　同院は、外科病院として60年の歴史を持つ。特に救急医療で実績があり、年間1200台以上の救急車を受け入れ、手術件数も年間900件を超える最前線の臨床現場。緩和ケア病棟も2004年の開設以来、全人的医療を貫く理念を掲げ、全身医療に基づいた方針・環境のもと独自の成果を上げている。「救急を入口、看取りを出口」にした医療に、正面から取り組んでいる。

　最も大きな特徴は、患者と面談時の状況や症状を踏まえ、受け入れ後も外科・内科治療を必要なら提供できることにある。実際、医師スタッフは全員、腫瘍外科医が務め、これは岩田院長の「外科医は自分の患者

を最後まで担当したい」との思いを反映したもの。緩和ケア病棟では少ないとされる化学療法に対応しており、高カロリー輸液などにも患者の希望を配慮し、「緩和ケア病棟は必ずしも最後の場所ではない」との体制で、がん患者の選択肢を広げる対応を行う。

在院30日のルールにも受け入れ時から制約されず、同院は退院できた場合の在宅診療や他病院への一時転医を含め、がん患者の利益と常に向き合う姿勢を大切にしている。地域との連携も深く、広島大学病院などのがん診療拠点病院や、広島記念病院などの公的病院、基幹病院からの紹介患者も多い。

専用病床は17床を確保。完全個室とし、がんに伴う体の痛みや不快な症状、気持ちのつらさなどをできる限り和らげる治療を行う。各分野の専門スタッフが協力しながら、心のこもったケアの提供に努めている。ペットの病室持ち込みも可能で、ボランティアによるサービスも好評。患者と家族が望む場で、大切な時間をその人らしく、安心して過ごせる緩和ケア病棟をめざす。

院内には、外科・内科・整形外科の臨床医師もそろい、必要に応じた全身医療に対応できるのが強み。入院後にがん以外の合併症などを併発することも予防できる環境が整う。医療スキルはもちろん、診断機器も充実しており、緩和ケアまでの院内完結型医療にこだわり、患者と家族からの期待に応える。

岩田院長からのアドバイス

がんは、国内の男性6割・女性5割が経験する時代です。がんになったとき、受け身ではなく自分がどうしたいのかを想定して、さまざまな選択の準備もしておくことをお勧めします。

外来診療日

緩和ケア相談外来／水・金曜（各午後）※予約制

巻末トピックス

「より良い治療を うけるために
―― 名医がやさしく解説」

名医がやさしく解説

病気にならず元気に長生きしていくために
―― 自己治癒力を高める

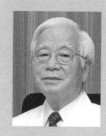

シェスタ(特定医療法人あかね会 介護老人保健施設)
土肥 雪彦 施設長

どひ・きよひこ。1960年広島大学医学部卒。広島大学医学部第二外科学教授、広島大学病院長、県立広島病院長、中国労災病院長、日本肝移植研究会会長、医療法人あかね会土谷総合病院顧問などを歴任。血液透析・臓器移植の先駆者。

厚生労働省統計(2018年)によると、日本人の死因はがんや心疾患、脳血管疾患などが上位を占めている。こうした深刻な病気はいうまでもなく、些細な病気さえ寄せつけずに生きていきたいと誰もが願うはず。ここでは、どうすれば病気にならず、または病気を癒して生きていけるのか、元広島大学病院長・県立広島病院名誉院長の土肥雪彦施設長に話を伺った。

生活習慣病を見直してストレスを軽減しよう

　ウイルスや細菌、カビ、異物などが人間の体内に入ると、免疫機構が働いて炎症を起こしながら排除し、治癒すると炎症も消えていきます。しかし昨今、軽い鼻炎や歯周病、食品アレルギー、喘息、アトピー性皮膚

炎などを長引かせる方が増加しています。こうした軽い慢性炎症でも、睡眠不足や食欲不振、過食、喫煙、多量の飲酒など不摂生な生活を長く続けていると、過酸化物質が増加して組織や臓器の障害を引き起こします。そして、がんや糖尿病、動脈硬化、アルツハイマーなどさまざまな病気の発症につながっていきます。

生活習慣を見直し病気発症の原因を探ると、ストレスが関わっている場合が多いようです。ストレスを軽減するためには、「深呼吸や軽い運動などで自律神経を強化する」「抗酸化・抗炎症物質の多い緑黄色野菜（ブロッコリー、トマト、にんじん等）やオメガ３脂肪酸の多い小魚や亜麻仁油、くるみなどを摂取する」「良質な睡眠を取る」などセルフケアを心がけることが大切で、これらが自己治癒力の覚醒にもつながります。

自律神経系の強化で自己治癒力を高める

「人間は日々、"スイッチ"を入れたり切ったりしなくても、ちゃんと生きていけるのはなぜか」。これを知るだけでも、自己治癒力を目覚めさせ、健康を維持したり病気を癒したりすることにつながります。

人間の体は、約40兆個の細胞で作られています。日々、損傷や劣化していくそれらの細胞を１日に数千億個も取り替える、あるいは、膨大な生体情報を円滑に制御・分担させ、組織や臓器を動かして生きるための生体機能を一定の状態に保っていることを、生体恒常性(ホメオスタシス)といいます。命を維持するためのホメオスタシスには、脳神経系はもちろん、心血管系や肺呼吸器系など多くの生命維持システムが働いています。その中でも最も重要な役割を果たしているのが、「免疫防御系」「内分泌ホルモン系」「自律神経系」の三大生命維持システムです。

免疫防御系は、リンパ球や樹状細胞、マクロファージ、ナチュラルキラー(NK)細胞などを駆使して、細菌やウイルスなど外部からの侵入を排除してくれます。また、日々数千個も作り出されるがん細胞を見つけては破壊

し、体に悪影響が出ないよう防御しています。

内分泌ホルモン系は、受胎・出生から死に至るまで、代謝や成長など
に必要なホルモンを提供し、命を支えています。

自律神経系には交感神経と副交感神経があり、呼吸や血液循環、体温、
消化吸収、排泄に関わる主要臓器など、心身の重要機能を自動的に制御
してくれます。副交感神経のうち、迷走神経（脳神経の一つで、頭頸部や
胸部、腹部など多くの臓器に分布して知覚・運動・分泌を支配）の働きは
特に重要で、ちょっとした動作やツボ押しなどで迷走神経を刺激するだ
けで、ほとんどの臓器を活性化したり、食欲や消化液分泌の調節などが
スムーズに行われるようになります。

持続するストレスは、交感神経の過度で持続的な緊張状態を招き、免
疫防御系機能の低下や血圧上昇などを引き起こしてがんや鬱、糖尿病、
心不全、脳卒中などにつながります。

三つのシステムの中で要となるのが、自律神経系です。膨大な生体内
情報は、まず脳に集まって処理され、指令は視床下部から自律神経系に
伝わって、一瞬のうちに体の全細胞の生体機能まで制御していきます。
交感神経と副交感神経が正常にバランスよく働いていると、内分泌ホル
モン系や免疫防御系も十分機能して自己治癒力が高まり、健康増進にも
つながります。

自己治癒力の覚醒には「笑い」も役立つ

笑いには、思いもよらない強力な効果があります。笑うと、表情が緩み
心も和らいで、さまざまな神経をバランスよく刺激します。笑うことで、
免疫機能や自律神経、ホルモンの分泌などが活性化するのです。進行が
んを完治させた患者さんの会でも、「笑うことで、がんに対して殺傷力が
あるNK細胞が活性化してがんが治った」という話がよく聞かれます。

笑うことで、副交感神経優位となってストレスが軽減できます。さらに、

前頭葉が活性化して中脳や視床・視床下部などを刺激するため、ドーパミンやセロトニンなど報酬系の神経伝達物質が増えますし、NK細胞活性も高めてがん細胞を破壊するといわれています。笑いの力で、運命も変わりますね。

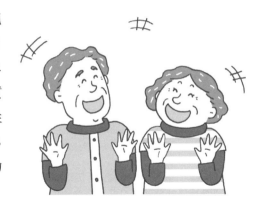

先端医療・自己治癒力を統合的に活用する

　令和は、AIと医療革新の時代です。画像診断に加えて、一滴の血液や一本の毛髪だけで全ゲノム（遺伝子）や栄養状態、臓器機能、病気の詳細、必要な薬剤、処置などがすべて決められる日が、そこまで来ています。これまでよりも上手に、医師や医療を活用していくことが重要だと思います。

　まず大切なことは、良いかかりつけ医を持って上手に付き合い、相談することです。視野が広く、心身の不調を何でも聞いてもらえる総合医のような医師であれば最高だと思います。また、これからは医療革新時代ですから、セカンドオピニオン外来や医療相談外来も活用することが重要です。ゲノム医療やゲノム工学の技術を応用して、がん以外でも糖尿病や心血管疾患、自己免疫疾患、パーキンソン病、認知症などにも革新的な治療法が次々出始めています。それらの活用も視野に入れながら、同時に自己治癒力を自覚・信頼して、大いに使っていただきたいです。

　自己治癒力を目覚めさせ高めてくれる、有用で信頼性の高いセルフケアやセルフヒーリングの方法はさまざまあり、私も著書や医療相談外来（あかね会阿品土谷病院）で説明や指導をしています。悪い生活習慣は改め、体調に合わせて食事療法や呼吸法、瞑想法、運動療法など取り入れて心身を癒し、幸せで健康な百寿をめざしてください。

名医がやさしく解説

元気で長生きするために、歯のケアを！

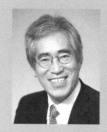

広島大学病院　歯周診療科
栗原 英見 科長・教授

くりはら・ひでみ
1980年広島大学歯学部歯学科卒。岡山大学歯学部助手、同助教授を経て、1995年広島大学歯学部教授。歯学博士。専門分野は歯周病学。日本歯周病学会歯周病専門医・指導医。日本歯科保存学会指導医。

現在、歯や口の中の健康について、歯科医だけでなく各科の医師たちが注目している。それは、歯周病やむし歯が口の中の問題だけではなく、体全体の健康に関わっているからである。歯周病は、がんや糖尿病、肺炎、血管障害（脳・心臓など）、認知症などとも関連があるといわれており、また、むし歯菌も脳出血に関係することが明らかになってきている。人生100年時代を健康で生き抜くためのカギは「歯や口の中の健康」にあるといっても過言ではない。広島大学病院歯周診療科の栗原英見教授に、歯と全身の健康の関係について話を伺った。

歯周病もむし歯も、口腔細菌の感染症

　歯垢（プラーク）という言葉を聞かれたことがあると思います。歯の表面にこびりついた白っぽくネバネバしたものです。プラークは食べかすではなく細菌の塊で、

口の中にはさまざまな細菌が1000億個以上(プラーク1ｇ換算)生息しているといわれており、その細菌の中に歯周病やむし歯の原因菌がいます。歯周病もむし歯も、口腔細菌によって引き起こされる感染症なのです。世界レベルでの研究によって、これらの菌がさまざまな病気と密接に関係していることが分かってきました。

歯周病は糖尿病や肺炎、がんなど全身の病気と関わっている

歯周病は、糖尿病と関連していることはよく知られており、「糖尿病の人は歯周病にかかりやすく、治りにくい」という報告があります。また、重度の歯周病がある糖尿病患者さんでは、歯周病を治療すれば血糖値の改善が期待できることも分かってきています。さらに、歯周病で歯がグラグラしたり、歯を失ったりすると、噛む機能が低下して炭水化物や脂肪を多く含む軟らかい食べ物を好んで食べるようになり、肥満になりやすくなります。

歯周病はがんとの関連も指摘されており、ドミニク・ミショー博士らの発表(英国、2008年)によれば、歯周病歴のある男性を対象にした研究で、がんに罹患する可能性が全体的に14％高いことが分かりました。「喫煙やその他のリスクを考慮した上でも、歯周病は肺や腎臓、膵臓、血液などのがんのリスク増大と大きな関係性があった」との報告がされています。

肺炎は国内の死亡原因の第3位ですが、

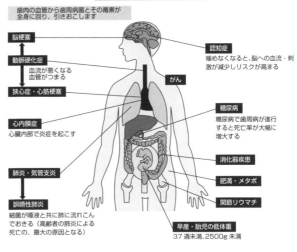

口腔内細菌が唾液や胃液と一緒に肺に入って起きる誤嚥性肺炎は、寝たきりの高齢者に多く、高齢者の肺炎の約7割が誤嚥性肺炎です。誤嚥性肺炎の原因となる細菌の多くは歯周病菌といわれ、誤嚥性肺炎の予防には歯周病のコントロールが重要になります。健康長寿のためには適切な口腔ケアが大切です。

歯周病治療で脳梗塞、心筋梗塞、認知症を予防

　最近の研究では、動脈硬化を起こした血管の中のプラーク(瘤)に歯周病菌が見つかっています。動脈硬化は脳梗塞や心筋梗塞の原因になります。以前から歯周病の人は心筋梗塞になるリスクが高いことが報告されていて、歯周病菌で血小板の凝集能(集まって固まる)が高まり、血栓が形成されやすくなるとみられています。歯周病を予防・治療すれば、脳梗塞や心筋梗塞の予防につながるのです。

　また、最近、衝撃的な研究が発表されました。アルツハイマー病だった人の脳からPg菌(歯周病菌の中でも最も悪い)が見つかり、Pg菌が作り出す酵素がアルツハイマー病の進行に強く関わっているというのです。アルツハイマー病は認知症の最大の原因ですので、歯周病を放置すると認知症の危険も高くなります。歯周病の予防・治療がますます重要になります。

むし歯が原因で脳出血が起きることも

　2018年に、「ミュータンス菌というむし歯の原因菌、その中でもCnm陽性ミュータンス菌が脳出血に関わっている」という報告がされました。Cnm陽性ミュータンス菌とは、止血を妨げるタンパクを持つむし歯菌で、日本人の約10〜20%がこの菌を持っているとされています。

　このCnm陽性ミュータンス菌が原因で脳出血が起き、特に、微小な脳出血が多く見られることが明らかになっています。また、Cnm陽性ミュータンス菌を持っている人は単語を思い出しにくくなるという報告もあり、認知症とも関わっている可能性があります。

これまで、高血圧が原因と考えられてきた脳出血の26%にCnm陽性ミュータンス菌感染が認められたという研究や、この菌を治療すれば年間3万人の脳出血が予防できるという研究もあります。むし歯予防の第一は歯磨きだとすれば、歯磨きはむし歯予防だけでなく、脳出血予防にもつながるのです。

むし歯菌は、血小板の作用を抑制するため出血を起こしやすくなるのに対して、歯周病菌は、血小板の作用を高めるため血栓を作りやすくなります。同じ血管の病気でも、血管壁が切れて出血を起こすのと、血栓が詰まって梗塞を起こすという正反対の現象を引き起こすわけですが、どちらも歯や口のケアに努め口の中を健康に保つことが全身の病気の予防につながります。

一日に1回は必ず隅々まで丁寧に歯磨きを

これからの日本の目標は、「健康寿命を伸ばすこと」です。生涯を健康で元気に生活するためには、歯や口の中の健康を保つことが大切になります。何歳になっても自分の歯で噛んで美味しく食べられることは、食生活を豊かにし、健康維持とさまざまな病気の予防にもつながります。

歯周病菌は7～8時間かけてゆっくり増殖するとされています。そのため、歯ブラシで歯垢を丁寧に取り除くことが重要で、歯周病の予防や治療にも歯磨きが役立ちます。一方、むし歯菌は増殖が速いため、歯磨きに加えて食事の管理（上手な砂糖の摂り方）やフッ素による予防が不可欠です。歯磨きで気を付けることは、最低一日1回は必ず、時間をかけて隅々まで丁寧に磨くことです。一日10回磨いても、いい加減な磨き方でいつも同じような磨き残しがあれば意味がありません。

歯の治療は、単にむし歯や歯周病を治すだけのものではありません。高齢化が進む中で健康寿命を伸ばすためには、日頃から意識して歯をケアすることが大切になります。年をとっても、口の中の健康を保って元気に暮らすことは、現在大きな社会問題となっている医療費の削減にもつながります。何よりも、自分自身が美味しく食事をして元気で長生きしたいと思ったら、毎日の歯磨きと歯科医院で定期的に受ける口のケアは非常に大切です。

名医がやさしく解説

歯科・医科連携による口腔ケアはがんなど全身疾患の予防に効果的

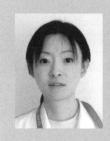

広島大学病院 口腔総合診療科 連携口腔ケアサポートチーム副代表
西 裕美 診療講師
にし・ひろみ
2000年広島大学歯学部歯学科卒。2004年同大学院歯学研究科歯学臨床系（口腔外科学第二）専攻修了、同大学歯学部産学官連携研究員（口腔細菌学）。2007年同大学病院助教（口腔顎顔面再建外科）。2009年ボストンフォーサイス研究所（免疫学）。2012年同大学病院診療講師（口腔総合診療科）、同大学病院連携口腔ケアサポートチーム副代表併任。

医科の治療中に起こる合併症には、口の中の細菌が原因となるケースが少なくない。感染源となる歯の治療や口腔（こうくう）管理を行うと、口の中の細菌数が減少するため、口腔ケアで術後の傷口の感染や肺炎が減り入院日数も短くなる。歯科と医科の連携の重要性について、広島大学病院口腔総合診療科の西裕美診療講師に話を伺った。

　口の中の歯垢（しこう）には便と同量の細菌が含まれており、全身疾患の治療中に起こる感染や、誤嚥性（ごえんせい）肺炎の原因となる細菌も多く含まれています。現在では成人の約8割が、歯周病を発症して歯周病菌を口に持っているとされています。歯周病菌をはじめとする口の細菌は、治療の際の合併症発症にも大きく関係しており、体力が落ちたときには菌の力が強くなってしまうため、しっか

り管理することが大切です。

口の中の細菌数を少なく維持するために

　むし歯や歯周病の検査、レントゲン検査により、感染の原因となる菌の有無を調べるほか、口腔内の細菌数を測り、数をコントロールすることに役立てています。病気の治療中は、ストレスや薬剤により唾液量が減ってしまい、細菌数が増加する可能性があるため、口の渇き度合も検査します。検査結果は、数値で表して、感染の具体的な危険性を医療従事者で共有しています。必要があれば噛み合わせや入れ歯の検査も行い、治療中の体力を維持する食事の量が低下しないように管理しています。

　むし歯や歯周病の治療など、感染源を取り除く歯科処置と併せて、口の細菌数を少なく維持できるよう、超音波による歯石除去や歯ブラシ指導を継続し、細菌の定着を抑えるため機械による歯面研磨を行います。

　普通の歯ブラシだけでは、合併症に関係する不要な細菌を十分に落とすことはできません。必要に応じて、口の細菌の増加を抑える薬や乾燥を抑える薬を処方し、口の不具合が原因で治療の足を引っ張らないよう、担当医師と相談をしながら管理を行っています。

かかりつけ医では対応が難しい治療に対応

　当科では、がん患者さんや全身麻酔の手術を受ける方、脳卒中などで緊急入院された方など、全身状態が不安定な方に対して治療を行っています。全身治療の内容や期間によって患者さんの抵抗力に差が出るため、歯科治療の内容も担当医師と相談しながら検討し、治療しています。

　全身麻酔の手術を行う方は、手術時の麻酔装置が口を通過し、上顎の前歯に負担がかかることがあります。そのため、動揺している歯や折れやすい歯、取れやすい被せがある方には、応急的に歯を固定したり、マウスピースを作っ

より良い治療を受けるために

名医がやさしく解説

歯科・医科連携による口腔ケアはがんなど全身疾患の予防に効果的

227

たりします。歯周病によって膿や痛みがある場合には、感染の元となりやすいため抗生剤を使います。

全身治療が長期に及ぶ方や、口の細菌が合併症に関係しやすい治療を行う方には、感染の元となる悪い歯を抜いたり、神経を取ったりします。心臓血管外科の手術の場合には、膿などがなくなるまで手術を延期することもあります。

当院では、全身状態が不安定な方、血液をサラサラにする薬や抜歯に問題となる骨祖しょう症薬を使用している方など、地域の歯科医院では対応が難しい方にも対応しています。

口腔ケアで、がんの入院日数が減少

抗がん剤などの薬が原因でできる口内炎もありますが、口の中の細菌が多いと、口内炎はさらに広がってしまい、痛みも強くなります。口内炎で食事がしにくくなると、栄養状態が悪化するだけでなく、治療効果が下がってしまいます。予防するために、口の中の細菌を減らすことが重要です。

抗がん剤などによる口内炎は、歯科の介入によって減少するという調査結果も出ています。歯科受診を全くしていない方は、76%に口内疼痛がありましたが、定期的に歯科受診している方は、20%がわずかな疼痛を認めただけという結果が出ました。

入院中に肺炎になる原因となる菌は、8割は口腔内にありますが、歯科の介入によって口の中の菌数は減少します。介入直後から7日ごとに細菌数を調べた実験では、細菌数が時間の経過とともに急激に減少し、21日後には正常値の細菌数より少ない数となりました。感染の元となるむし歯や歯周病の治療を行い、口腔ケアを継続したことによります。

肺炎予防には、歯科受診して感染の元を治療し、口腔ケアを継続することが重要です。肺がんの手術後に肺炎を発症した率は、歯科が介入していない場合に13%だったものが、歯科介入によって4.6%まで減少したとの報告があります。歯科が介入することで、治療による入院日数が胃がんでは34日→23

日に、大腸がんでは31日→21日に、前立腺がんで23日→18日まで減少した報告もあります。

歯科医科連携は全身疾患の治療に有用

　当院では2012年12月に、歯科以外の職種である医師や看護師、薬剤師、言語療法士など、多職種で構成する連携口腔ケアサポートチームを結成し、口腔管理を通して疾患治療中の感染を予防する取り組みを始めました。全身疾患の治療内容や、治療によって大きく変化する患者さんの体の抵抗力に応じて、口腔管理する取り組みを行っています。

　口腔管理では、一般的な口の検査に加えて、口の中の細菌数なども測定し、感染の危険性を数値化しています。これによって患者さん自身だけでなく、歯科以外の医療従事者も口の状態を把握することが可能となるため、医科とのカンファレンスで詳細な情報共有が可能となります。講習会を通じて、歯科スタッフが全身疾患の治療について学ぶとともに、歯科以外の職種の方にも口の管理を支援してもらえるように、口腔ケアの研修会を開催しています。

　免疫力低下が起こりやすい治療中には、感染に結びつかないように医師と連携して、適切な時期に適切な治療を行います。その後、治療が一段落した際には、かかりつけ歯科でケアを継続してもらうなど、患者さんの状態や希望に応じた管理を行っています。担当の医師や看護師に、口腔管理を希望することを伝えてもらい、少しでも早い時期から口の感染の危険性を数値として評価をして、効率的な管理を行うことを勧めています。患者さんが入院中や頻繁に通院しているとき（急性期）には、歯科として介入が可能ですが、急性期を経ると介入が難しくなり、地域の歯科医院との連携が重要になります。

　口の中の細菌は、治療中の合併症だけでなく、糖尿病や脳卒中、動脈硬化、心筋梗塞、心内膜炎、肺炎、リウマチ、早産など、多くの病気に関係していることが分かっています。痛い、腫れる、歯が動くなどの自覚症状がなくても、通院して口の管理を継続することが何より大切です。

人間ドック・PETの有効性と限界

人間ドック・PET検診だけでは「がん」は安心できない

編集部

がんは日本人の死因の約3分の1を占め、生涯でがんに罹患するリスクは男性で62%、女性で47%とされている（2014年のデータに基づく）。

がんは早期発見・早期治療が最も有効な病気で、がんの発症を気にして、人間ドックやPET検診を受診する人も多いと思われるが、その有効性はどれくらいあるのだろうか。日々の臨床でがんの診断や治療に携わっている医師、医療技術職員、がん患者などに取材して調べた。

人間ドックには法律で定められた設置基準はない

人間ドックは、健康保険の適用とならない自由診療。病院や診療所、株式会社などで自由に標榜して設置することができます。検査項目、人員体制、料金体系などについて法律による規制は受けません。

日本病院会と健康保険組合連合会による優良人間ドック施設指定制度がありますが、これは健康保険の加入者が一定の検査を標準的な料金で

受けられる施設を指定したもので、検査や診断の精度の高さを個々に保証するものではありません。

また人間ドック学会による機能評価制度もありますが、がんドックや脳ドックなど特定の疾患や臓器に特化したドックは対象外となっています。

がんの早期発見には不十分な、人間ドックの基本検査項目

人間ドックの基本検査は数十項目に及びますが、その大半は糖尿病、高血圧、高脂血症、心臓病などいわゆる生活習慣病の検査が占め、がんに関する検査としては、胸部X線写真、胃X線検査（バリウム検査）、腹部エコー（超音波）、便潜血反応、子宮頸部細胞診、乳房視触診、腫瘍マーカーの一部が含まれているのみで、乳房撮影（マンモグラフィ）や乳房超音波検査、胃内視鏡検査（胃カメラ）、大腸内視鏡検査、前立腺腫瘍マーカー、肺CTなどはオプションとなっているところが多いようです。

ドックの基本検査で「異常なし」だからといって、「がん」がなかったとはいえない

〈胸部X線〉

肺や縦隔の立体構造をすべて１枚の平面画像に投影するもので、その読影には高度の知識と多くの経験が必要です。また進行したがんでも心臓の後ろに隠れている場合や肺の中心部にある場合、見落とされることもまれではありません。

特に、最近注目されている磨りガラスのような淡い影を呈する早期肺がんを発見することは非常に困難で、肺がんの早期診断にはCTが不可欠です。長期の喫煙歴がある人、慢性的に咳や痰がある人はオプション

として肺のCTを受けるべきでしょう。

〈胃X線検査・胃内視鏡検査〉

いずれも、専門医が行えば精度の高い検査ですが、それぞれに長所や短所があります。胃X線検査には、喉の麻酔が不要、胃の全体像や動きを観察できる、粘膜下に潜り込んだがんを発見できる、などの長所がある一方で、放射線被曝がある、色が変わった程度の凹凸のない微小ながんは発見できない、病変の組織を採取できない、などの短所があり、胃内視鏡検査の長所と短所はそれらの裏返しになります。

施設によっては、いずれかの検査を選択することのできる場合や、胃X線検査を基本メニューとし、胃内視鏡検査をオプションとしている場合がありますので、それぞれの検査の長所短所を充分理解した上で、検査を受けることが肝要です。熟練した専門医がこれらの検査を実施し、「がんはない」と診断された場合は、かなり信頼できる結果と考えてよいでしょう。

また、皆さんもお聞きになったことがあると思いますが、ヘリコバクターピロリ菌の有無はがんのリスクを推定するのに大変役立ちますので、一般検査メニューに含まれていない場合はオプションで検査されることをお勧めします。

〈腹部エコー〉

ドックの場合、肝臓、胆嚢、膵臓、脾臓、腎臓を主な検査対象臓器としています。熟練した医師や訓練を受けた技師が行えば、見える範囲については精度の高い診断が可能ですが、膵臓については胃腸のガスが邪魔をして全体像が観察できない場合も少なくありません。その場合、「見える範囲には異常なし」「膵〜部描出不良」といった結果が報告されますが、見えない部分に予後の悪い膵がんが潜んでいる危険性は否定できません。

一方、最近では腹部エコーでがん自体は写らなくても膵管の拡張や嚢胞が発見された場合、それを危険度の高いサインとし、経過観察を勧めたり、CTをはじめとするさまざまな精密検査に誘導したりすることで、膵がんの発見率が上がるとされています。腹部エコーが膵がん発見のきっかけになっていることも見逃せない事実です。

　また、腹部エコー検査はプローブという装置を体表のさまざまな場所に当て、その角度を変えながら目的臓器の断面を観察するもので、検査を実施する医師や技師の技量、がんに関する知識への依存度が非常に高い検査であることも知っておく必要があります。

　卵巣や子宮など骨盤臓器の病変も含め、全身の実質臓器を高い精度でスクリーニングするのであれば、やはり造影剤を使用したCTが望ましいのですが、後述の理由から腹部骨盤部のCTがオプションとなっているドックはまだ少ないのが実情です。

〈便潜血反応〉

　主に大腸がんの早期発見を目的に実施され、進行がんでは約90％で陽性となりますが、早期大腸がんでは約半数で陰性とされています。また腫瘍マーカーも早期がんで高値を示すことはまれですから、早期大腸がんの診断には大腸内視鏡検査あるいはバリウム検査（注腸）が必要です。大腸がんを確実に否定したい場合は、オプションとしてこれらの検査を受ける必要があります。

　検便で便潜血陰性との判定が出ても「大腸がんはない」ということではありません。同じドックの基本項目に含まれていても、便潜血反応の早期大腸がん発見に関する精度は、胃がん発見に対する胃X線検査や胃内視鏡検査の精度とは比べものにならないくらい低いものであることを知っておく必要があります。

〈子宮頸部細胞診〉

子宮頸がんの診断には威力を発揮します。しかし子宮には子宮内膜にできる子宮体がんもあり、こちらは子宮内膜の検査をする必要があります。

通常の人間ドックに子宮体がんの検査も含まれていることは少ないので、子宮がんを確実に否定したい場合は、オプションとして用意してあれば子宮内膜細胞診も受ける必要があります。特に閉経後に出血や帯下（おりもの）がある場合は要注意です。ドックに頼らず、婦人科を受診してください。

〈乳房視触診〉

乳がん診療ガイドラインでは「視触診単独による乳がん検診は勧められない」とされており、多くの施設でオプションとして乳房撮影（マンモグラフィ）が採用されています。しかし近年、高濃度乳房や不均一高濃度乳房ではがんが写りにくいことが問題となり、高濃度乳房では乳腺エコー（超音波検査）を併用することが勧められています。

ご自身が高濃度乳房か否かを知り、高濃度乳房であれば、乳腺エコーも追加して受けることが大切です。乳房撮影と乳腺エコーがセットになっているドックは安心です。

〈腫瘍マーカー〉

さまざまな臓器のがんを対象にいろいろなものがあり、ドックのオプションとなっていますが、早期のがんが腫瘍マーカーで見つかったという事例は極めてまれとされており（PSA除く）、進行がんでも異常値を示さないことも少なくありません。腫瘍マーカーの本来の目的は、腫瘍マーカーが異常値を示す進行がんに対して手術や治療を行った際に、その効果を判定すること、あるいは再発の有無をチェックすることにあります。腫瘍マーカーをがんの早期発見に使用することは適切とはいえず、経済的にも好ましいことではありません。

ただ、前立腺がんの腫瘍マーカーであるPSAは比較的初期のがんでも異常値となることがあり、多くの腫瘍マーカーの中で唯一がんの早期発見に役立つものといえそうです。偽陰性・偽陽性と基準値の問題やPSAを測定することの利益・不利益(過剰診断や過剰治療)について議論の尽きないところですが、男性で仮に一つ腫瘍マーカーを選ぶとすれば、PSAを選択することが得策と思われます。特に、肉親(父あるいは兄弟)に前立腺がんの人がいる場合には、PSAの測定をお勧めします。

がんの診断に欠かせないCTは人間ドックに導入されるか?

　放射線被曝を抑えた造影剤を使用しないCTは、肺がん検査にオプションとして用意されていますが、今後人間ドックで腹部や骨盤部の検査にCTが採用される可能性はあるのでしょうか?

　CTは、内容物で形態が変化する消化管以外のおよそすべての臓器が検査対象となります。撮影された範囲の全画像が保存されるため、複数の医師によるダブルチェックも可能で、造影剤を使用したCTでは非常に精度の高い診断が期待できます。しかし、撮影された範囲に写し出される全臓器の異常を見落とさないためには、臓器に偏らない知識を有する画像診断の専門医を確保しなければなりません。

　また、設備投資費用が高い、検査費用が高額、X線被曝に関するコンセンサスが不十分、まれではあるが造影剤によって重篤な副作用が起こる、などの問題もあり、腹部や骨盤部のCTが通常の人間ドックのオプションに導入されるには超えなければならないハードルが多くありそうです。

誰が各検査の実施や診断に責任を負っているのか?

　人間ドックや検診施設の中には、非常勤医師で人員を確保している施設や、診断を外注に出している施設も少なからずあるようです。総合病院併設のドックや検診の場合は、おそらく病院の各部門の専門医師がドックに関与しているものと期待しますが、その実態は受診者には知らされていません。またクリニックで人間ドックを実施している場合、代表医師の専門外の分野について、誰が検査を行い、その結果を判定しているのか不透明です。

　応接間のような診察室、ホテル並みの豪華な部屋や食事、手厚い接遇に目を奪われることなく、各検査や診断にどのような専門医がどのように関わっているのか、本気でがんを発見しようとしている施設か……、受診者の立場で十分チェックする必要があるでしょう。ホームページやパンフレットなどで各検査を実施する医師の資格（専門医）、勤務形態、経歴、実績などを調べることができればよいのですが、十分な情報が開示されていないのが現状です。診断に長けた医師がドックに携わることは施設の宣伝にもなるのですから、施設側からこれらを明示してほしいものです。

「がんはなかった」と安心したいのなら

　現在の人間ドックの基本的な項目だけでは、胃がん、子宮頸がん以外のがんの早期発見には不十分と言わざるを得ません。「がんはなかった」と安心したいのなら、用意されたオプションの最大限の利用、各臓器のがんに特化したがん検診との組合せ等を自己責任において選択しなければならないようです。

それには相応の費用負担が必要となりますので、同じお金をかけるのであれば、優れた専門医のいる、実力のある施設を利用したいものです。

PET検診の信頼性は？
望ましいPET検診施設とは

PETが登場した当初は、「短時間で全身の数ミリのがんが検出できる」と宣伝され、マスコミまでが「究極のがん診断装置」と報道しました。しかし、実際にはPETにも得意とするがん、不得意ながんがあり、また炎症や良性腫瘍でも異常として捉えられることが多々あります。これらのことを知らずに「PETさえ受けていれば大丈夫」と考えるのは、非常に危険なことです。

PETが不得意ながんを早期に発見したり、PETで指摘された異常を炎症や良性腫瘍と区別したりするには、CT、MRI、超音波検査、内視鏡検査、血液検査などの併用が必要です。PET検診を受ける場合には、この点について十分な説明が得られる施設、PET以外のさまざまな診断装置と、それらに携わる専門のスタッフを備えた施設が望ましいでしょう。

黙って座っていればぴたりと当たるというような、がん診断装置はありません。PETもがん検診の一部を担っていると考えるのがよいでしょう。通り一遍のPET検診で異常を指摘されなかったことが、かえって仇になった、ということがないようにしましょう。

PET検診の有効ながんと有効でないがん

PET検診で発見される がん	頭頸部がん、肺がん、乳がん、食道がん、膵がん、結腸がん、直腸がん、子宮がん、悪性リンパ腫、悪性黒色腫など
PET検診で発見が困難な がん	早期肺がん、乳がんの一部、早期胃がん、スキルス胃がん、肝がん、胆道がん、腎がん、前立腺がん、膀胱がんなど

より良い治療を受けるために

人間ドック・PETの有効性と限界

人間ドック・PET検診だけでは「がん」は安心できない

専門医が勧める、がん早期発見に有効な精度の高い検査

肺がん	●CT／ 胸部X線写真では、早期腺がんの発見は困難で、部位によっては進行がんが見落とされることもありますので、胸部X線写真だけでは安心できません。
胃がん	●専門医が行う胃内視鏡検査・胃X線検査／ いずれも信頼性の高い検査です。
大腸がん	●専門医が行う大腸内視鏡検査／ 腹部の手術後や子宮内膜症などで腸の癒着が強く、内視鏡の挿入が困難な場合は専門医による大腸バリウム検査や大腸CTで代替できます。
肝がん	●腹部超音波検査(拾い上げ)・造影CT（精密検査）・MRI[※]（精密検査）／ C型肝炎、B型肝炎を基に発症することが多いのですが、アルコール性肝障害や非アルコール性脂肪肝炎でも発症します。肝炎ウイルスに感染していなくても、大酒家や肥満（メタボ）の人は要注意です。
胆道がん 膵がん	●腹部超音波検査(拾い上げ)・造影CT（精密検査）・MRI[※]（精密検査）／ 超音波検査は胆道がんや膵がん発見のきっかけとなりますが、膵がん、特に膵尾部がんは発見できない場合もあります。超音波検査で「見える範囲に異常なし」とか「膵尾部描出不良」などの報告を受けた場合には要注意です。
子宮がん	●子宮頸部細胞診(子宮頸がん)・子宮内膜細胞診(子宮体がん)／ いずれも信頼性の高い検査です。閉経後で症状のある人は子宮内膜細胞診を受けましょう。
卵巣がん	●骨盤部エコー／経腟エコー（拾い上げ）・造影CT（拾い上げ）・MRI[※]（精密検査）／ 通常はドックや内科で行う超音波検査の対象臓器とはなっておらず、かなり大きくなって発見される場合が多いがんです。心配な人は婦人科検診の際に経腟エコーを加える、他の臓器を対象にCTを実施する際に骨盤部の撮影を追加してもらう、などがお勧めです。
乳がん	●乳房撮影・乳腺エコー・MRI[※]（精密検査）／ 乳房撮影で高濃度乳房の場合は、乳腺エコーを受けて下さい。
前立腺 がん	●腫瘍マーカー（PSA）・経験豊富な医師による経直腸触診・MRI[※]（精密検査）／ PSAとMRIの組合せでかなり信頼性が高まります。

※MRI（精密検査)について、右ページ参照。

※MRIによるがんの精密検査について

　がんを対象としたMRIによる精密検査の大部分は、画像診断専門医が常駐する大きな病院で実施されますので、紹介患者が対象となります。したがって、かかりつけ医の紹介が必要で、脳ドックのように患者さん自身の希望で直接申し込むことは難しいようです。

　MRIの話題が出たついでに、最近話題となっているMRIを使用したDWIBS（背景抑制広範囲拡散強調画像）について追記しておきます。原理はPETとは全く異なりますが、PETに類似した「がんが高信号に写る」画像がPETよりもはるかに安価で得られるという検査です。一部ではがん検診にも用いられていますが、DWIBSにも検出しやすいがんと検出できないがんがあり、がん以外でも偽陽性となることもまれではなく、他検査の追加やDWIBSを反復して経過観察をしなくてはならない場合も少なくないようです。

　また、DWIBSは登場してまだ日が浅く、メーカーごとに異なる装置のそれぞれに適した撮影方法についても試行錯誤が重ねられている段階であり、現時点では本法によるがん検診の有効性の評価は、まだ確立されていないと考える方がよいでしょう。

名医がやさしく解説

がん患者が安心して自宅で最期を迎えるために

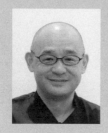

ほーむけあクリニック
小西 太 理事長

こにし・ふとし。1965年広島市生まれ。広島大学大学院医学系研究科博士課程修了。県立広島病院、世良中央病院、広島大学病院、愛媛大学病院、安芸市民病院などを経て、2005年広島在宅クリニック開設。2017年より現職。長年、在宅医療に力を注いでいる。

国の調査では、高齢者の半数以上が最期を迎える場所として自宅を望む一方、7割を超える人が病院で亡くなっている。高騰する医療費の抑制に向けて、病院から在宅への流れが加速する中、安らかな最期を迎えるために必要なこととは――。2005年から在宅診療に取り組むほーむけあクリニックの小西太理事長に、がん患者の在宅医療について話を伺った。

患者一人ひとりが望む最期を実現する

在宅医療は、積極的な治療を行う病院医療とは違い、自宅療養のための計画的な体調管理や生活の質（QOL）を維持していく医療です。点滴や酸素投与、胃ろう、高カロリー輸液、人工呼吸器など、基本的に在宅医療でできないことはあ

りません。ただ、医療機関によって対応できる医療処置に違いがあるため、確認する必要があります。

　がん患者さんも、もちろん在宅医療を受けることができます。がんの在宅医療は、麻薬などを使う専門的な疼痛管理に加えて、患者さんとご家族の肉体的精神的苦痛を和らげ、QOLの維持向上をめざします。在宅医や訪問看護師、介護スタッフなどが連携し、単に医療を提供するだけでなく、患者さんや家族とコミュニケーションを取りながら、患者さんが望む最期を実現できるように取り組みます。

　在宅で看取りをすることが目的ではなく、患者さんやご家族が笑顔になれる、人生の最終段階の満足度を高めるための医療を実践します。

在宅医を上手に探すにはどうすればよいですか？

　総合病院には、概ね地域医療連携室が設置されており、専門職が患者さんやご家族の相談に応じています。医療連携や、医療制度活用の専門家であるとともに、在宅医の専門分野や評判などの情報も持っていますので、まずは相談してみるとよいでしょう。

　また、かかりつけ医をお持ちであれば相談してみてください。かかりつけ医が往診しない場合などは、広島市内であれば各区の医師会が相談のための窓口（在宅医療相談支援窓口）を設置していますので、医師やケアマネジャーに相談して、窓口を通じて在宅医を紹介してもらうのも一つの方法です。

　そのほか、訪問看護ステーションは、在宅医の指示のもとさまざまな患者さんを看護している事業所ですので、病状や希望に合った適切な在宅医を紹介してくれる可能性があります。

家族にかかる負担はありますか？

　ご家族に何かを強いるということは、基本的にはありません。24時間の点滴や痰の吸引などがある患者さんの場合など、ご家族の協力が必要になる場合もあり

ますが、退院前に病院で看護師から指導がありますので、特に心配はいりません。食事に関する栄養士の訪問栄養指導のほか、薬剤師の訪問服薬指導なども保険適用で受けることが可能です。患者さんの希望を優先して考慮しつつ、ご家族や看病される方の意見も踏まえて、話し合いながら調整していきます。

　患者さんやご家族の全員が100%満足という在宅医療はありません。誰か一人に大きな負担をかけるのではなく、皆で少しずつ我慢を分け合いながら自宅で過ごしていくことが大切になります。医療や介護のスタッフは、ご家族の疲労度なども確かめながら取り組みます。がん末期の患者さんの場合などは、早い段階から病状や今後の予測などもご家族に伝え、受け入れができるよう準備を進めて後悔を残さないようサポートします。

在宅医療にかかる費用について教えてください

　医療保険に加え、40歳以上であれば介護保険制度も活用できます。訪問診療や往診、訪問看護、訪問介護などのサービスを組み合わせて在宅での療養に対応します。訪問診療は、定期的な訪問で診療や相談、肺炎や褥瘡（床ずれ）などの合併症の予防、栄養状態の管理なども指導します。さらに、緊急時には24時間体制で対応するほか、必要に応じて入院の手配なども行います。

　往診は、急変時などに患者さんやご家族の要望を受けて行う不定期の医療です。そのほか、訪問看護（看護師などが医師の指示に基づいて医療を提供）、訪問介護（介護保険による）など、それぞれ費用が異なります。加えて、医療材料など一部のものが患者さんのご負担になるものもあります。

　一定額以上の医療費を支払った場合は、「高額療養費制度」（申請によって自己負担限度額を超えた額が払い戻される）や、「高額医療・高額介護合算療養費制度」（公的医療保険と介護保険の両方のサービスを利用し、支出の合計が高額となった世帯の自己負担を軽減）などの控除が受けられます。後から戻るとはいえ、一時的な支払いは負担にもなりますので、前もって「限度額適用認定証」の交付を受けておくと便利です。

ソーシャルワーカーや在宅医などに相談して、受けるサービスの料金の目安や控除の条件などをあらかじめ確認しておくとよいでしょう。

在宅医療は独居でも受けられますか？

可能です。介護保険による訪問介護員（ホームヘルパー）を活用しての対応になります。在宅医療は、患者さんの状態を管理しながら自宅で療養できるよう維持していくので、日常生活においては医療よりも介護の関わりの度合いが大きい面があります。そのため、ホームヘルパーさんの数が少ない"介護の手"が確保できない地域などでは、独居の患者さんが在宅で療養を続けるという選択をするのが難しく、地域間格差があるのが現状です。

元気なうちにしておくことを教えてください

国は、もしものときのために望む医療やケアについて前もって考え、話し合い、共有する取り組み「アドバンス・ケア・プランニング（ACP）」を推奨しています。広島では、「豊かな人生とともに〜私の心づもり〜」というACPの手引き（広島県地域保健対策協議会作成）を活用したACPの普及が進められています。

生き方や命について、ご家族や信頼できる周囲の人たちとゆっくりと語り合う時間を持つことが重要です。ご家族は、患者さんが亡くなった後で「本当にあの選択でよかったのか」という思いがずっと残ってしまうことがあります。最期まで自分らしく生きるために、人生の最終段階を迎えたときに「どこで、どのような医療やケアを受けたいか」を、元気なうちに共有しておくとよいでしょう。希望は年齢や身体の状態によっても変化しますので、話し合いを継続していくことも大切です。医師の訪問を受けつつ、自宅で継続的に療養しながら自分らしく過ごすことが可能ということを、知らない方もまだ多いと感じます。在宅医療の特徴をよく理解して選択肢の一つに加えておくことで、豊かな人生の幕引きにつなげてほしいです。

名医がやさしく解説

どこで診療を受ければよいか分からないとき・迷うとき

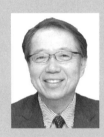

広島大学病院　総合内科・総合診療科
田妻 進 客員教授／JA 尾道総合病院院長

たづま・すすむ
1990年山口大学医学部卒。米国クリーブランドクリニック消化器科、広島大学第一内科助教授、同病院総合内科・総合診療科教授を経て、2019年より現職。広島大学病院　総合内科・総合診療科客員教授兼務。医学博士。米国消化器病学会フェロー、米国肝臓病学会フェロー、日本病院総合診療医学会副理事長、日本プライマリ・ケア連合学会理事・中国ブロック支部長など。

【第1部】

今、「総合診療専門医」が社会に求められている

2018年4月に新専門医制度がスタートし、国内19番目の専門医として「総合診療専門医」が認められた。では、総合診療専門医とはどんなものなのか、広島大学病院総合内科・総合診療科の田妻進客員教授（前教授）に話を伺った。

「総合診療専門医」がスタート

　2018年から新しい専門医制度が運用され、国の医療・医学を支える根幹的な診療科として19領域が「基本領域診療科」と認定されました。総合内科、外科、小児科などと並んで総合診療科も基本領域診療科に位置づけられ、日本専門医機構が認定する専門医として「総合診療専門医」が認められました。

　総合診療専門医とは、地域を支える診療所や病院で他職種と連携し、地域の医療や介護、保健などの分野でリーダーシップを発揮し、多様な医療サービスを包括的かつ柔軟に提供する医師をいいます。内科医と異なるのは、地域社会で小児から高齢者まで年齢を問わず、患者さんの生活環境のすべてを視野に入れた治療を支援することです。

　では、どのような人が総合診療専門医にふさわしいのでしょうか。家庭医としての能力の高い人、例えば、家族背景をきちんと理解した上で、医療も介護も包括して診る地域包括ケアタイプの人も必要ですし、総合病院などで診療科の壁を持たずに、来院した人を診る病院総合診療医も必要です。こうした、内科や外科、小児科、救急などの基本的な診療について、専門領域にこだわらずに初期対応を行い、患者を全人的総合的に診療するジェネラリストとして、総合診療専門医が認められました（次頁、図参照）。

全国的にも数少ない「家庭医療専門医」

　現在、総合診療医として世の中で医療に携わっているのは家庭医の人たちです。「地域で在宅医療を担う」「訪問診療を行う」「患者さんと家族も含めて、事情に精通した上でコミュニティの中で相談役になる」「赤ちゃんからお年寄りまで、世代を超えて診療を担当する」ホームケアを担う家庭医です。これには、家庭医の中で学会ライセンスとして専門医

より良い治療を受けるために　名医がやさしく解説　どこで診療を受ければよいか分からないとき・迷うとき

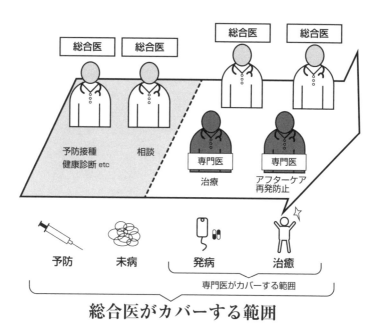

総合医がカバーする範囲

広島大学病院 総合内科・総合診療科 ホームページより作図

資格を認定する「家庭医療専門医」の制度がありますが、国内には700人程度の専門医しかいないのが実情です。

というのも、この家庭医療専門医になるためのハードルは高く、総合病院などの大病院や、中小規模病院、訪問診療や在宅を行う医療機関などで各1年(計3年以上)の経験が必要で、その中で必ず小児科と救急を3か月以上経験していることが必要です。また、筆記試験に加えて診療スキルを評価する実地の試験、さらにポートフォリオと呼ばれるレポートの提出があり、これらに合格しなければなりません。新しくスタートした総合診療専門医の試験も、この家庭医療専門医の試験制度が参考にされると思います。

病院総合診療医と都市型家庭医

当科では、病院で仕事をする人と、在宅医療医として仕事をしていく

人の両方を養成できるように診療スキルを指導しています。大学病院や関連病院、さらに、比較的在宅医療に力を入れているクリニックなど中小規模の施設を、3年間ローテーションで研修した後に専門医試験を受けます。その上で、病院で仕事をしたいという人は「病院総合診療医(ホスピタリスト)」として病院の中で総合診療を担える人として育成し、各病院で総合診療科の責任者になってもらっています。

現在、非常勤も含め、当院のほかに広島市民病院、安佐市民病院、県立広島病院、広島記念病院、JA広島総合病院、呉共済病院、呉医療センター、中国労災病院、東広島医療センター、JA尾道総合病院、広島西医療センター、吉島病院、庄原赤十字病院、県立リハビリテーションセンターなどの総合診療科で、また、民間施設でも一陽会原田病院、光仁会梶川病院、シムラ病院、沼隈病院(福山市)などで病院総合診療医が活躍しています。

一方、在宅医療医として仕事をしたいというホームケア志望の人については、例えば、自分の地元の開業医で後継者がいない場合に、そこを継承するという形があります。また、家庭医療専門医を持ち、訪問診療とレスパイト入院(家族の休息のために一時的に病院に入院すること)を受け入れるクリニックを開設した人もいます。そこでは、地域の人々が気軽に集うコミュニティーベースといえる診療が行われていて、まさしく都市型家庭医です。

大都会での孤独死が社会問題になっていますが、都市に住む一人住まいの方々に対応するために、このような都市型家庭医が必要だと私は思っています。

大事なのはどんな訴えにも対応するマインド

私どもの指導のコンセプトは、「人々の健康問題に積極的に関わっていきたい」というスタンスを大事にすることです。自分はこういう人し

か診ないではなく、誰でも診たいと思う積極志向の人、どんな訴えで来られても相談に乗りたいというマインドの持ち主を育成しています。

　現在の医療は専門医志向が強い一方で、専門医の先生方が診にくい領域のニーズが少なくありません。そういう場でも、救急と小児科を含む多様な修練を経験していることで、年齢に対する境界線を引かず、自分から判断する役を買って出て速やかにトリアージ（重症度によって治療の順番を決めること）を行い、必要に応じて適切な診療科への紹介もできます。私たちの教室の同門会は現在100人程度ですが、病院で働いたり、開業継承や親のクリニックの後を継いだり、各人がそれぞれの希望する場で活躍しています。

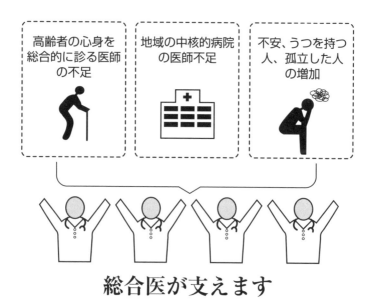

広島大学病院 総合内科・総合診療科 ホームページより作図

【第2部】
どの科を受診するべきか迷ったときに

多くの専門診療科がある総合病院では、「どの科を受診すればいいか」と迷ってしまう場合もあるのではないだろうか。第2部では、広島大学病院の総合内科・総合診療科の役割と各科の受診の仕方について、田妻客員教授に話を伺った。

気軽に相談しやすい診療科をめざす

　広島大学病院の総合内科・総合診療科では、紹介状を持っていなかったり、何科にかかってよいか分からなかったりする患者さんなどに対して、内科一般の幅広い診療を行い、患者さんの初期診断や治療を担当しながら、さらに必要に応じて専門診療科への院内紹介（いわゆる振り分け）などを行っています。また、複数科にわたる疾患の治療方針の協議調整など、総合外来として機能しています。ただし、小児は小児科外来で診ることになっており、原則15歳という年齢で分けています。総合内科・総合診療科で診るのは、15歳以上の患者さんです。

　当科は、1988年に診療を開始し、総合診療部として国内の国立大学医学部で3番目に早く開設された歴史を持っています。そんな長い歴史を重ねてきた中で、私たちが日々の診療で常に心がけているのは、「患者さんにとって気軽に何でも相談しやすい部門であること」です。

　当科には、消化器・呼吸器・循環器などの専門領域を持つ内科専門医や家庭医療専門医、病院総合診療認定医が待機しており、患者さんと対話を重ねていきながら、できるだけ早く正しい検査や、全身的な基本的診察を丁寧に行っています。診断の結果、専門的な医療が必要と判断さ

れれば、それぞれの専門医に速やかに紹介し、診察・治療を依頼できることも強みです。そのため、治療に結び付く血液や尿などのスクリーニングテスト、超音波検査、内視鏡検査などをスムーズに行う体制も整っています。

紹介状をお持ちでない方でも受診できますが、紹介状がなかったり、事前予約がない方は、担当医・担当科の希望に添えない場合があります。また、広島大学病院宛の紹介状をお持ちでない場合は、診療費とは別に選定療養費をご負担いただくことになります。

漢方診療センターを開設

2015年に、当科の外来の中に漢方診療センターを開設しました。現在の診療担当・漢方専門医に加えて、内科や外科、産婦人科、耳鼻咽喉科、麻酔科、精神科などの医師と連携し、漢方診療を行っています。古来より効能に優れた漢方薬を西洋の先端医学に取り入れて、相乗効果の治療が進められるようにしています。患者さんの体質や治療法に合わせ、さまざまな漢方薬の利点が生かせるよう、特色のある診療で評価をいただいています。

診断の付きにくい症候や、症状のためだけに薬を出す場合は、漢方薬が有効なケースが多く、他科で治療を受けながら「体調が戻らない」「なかなかすっきりしない」など、併診として当センターを受診される患者さんも数多くおられます。

栄養サポートチームの取り組み

当科には、現代病である生活習慣病や社会的にもクローズアップされている感染症など、幅広い領域で深い知識を持つ専門医がそろっています。肥満・脂肪肝・脂質異常症などの生活習慣病には、予防医学の見地

にも立ち、栄養サポートチームと連携しながら栄養コントロールや運動療法のプランを立てて取り組んでいますが、低栄養の人ほど感染症になりやすく、治療に苦労します。感染症については、院内感染制御チームを中心として、院内感染をどのように防ぐかを日々検討し、活動しています。

また、複数の病気を持つ患者さんは、特に高齢者に多くみられますが、多部門にわたる治療が必要になってきます。当科では、こうした患者さんを診断することはもちろん、治療の方針を決定するまで、複雑で広範囲な協議調整にも努めています。

入院診療にも対応

入院棟に総合治療病棟を設け、入院診療に応じているのも当科の大きな特色です。ここでは、総合内科・総合診療科だけでなく、他科のさまざまな患者さんの入院を受け入れています。例えば、移植のためのドナーであったり、ペインクリニックで痛みを止めるための患者さんもおられます。また、外来に普通に受診に来られた患者さんが即入院となることもあります。そんな多様な患者さんを受け入れているのが、総合治療病棟です。

身体の治療だけでなく、心の悩みをケアする機能まで、家族や地域とのつながりにも配慮した医療サービスを提供し、患者さんの入院から退院、社会復帰までの「総合治療」にも、総合内科・総合診療科は大きな役割を担っています。

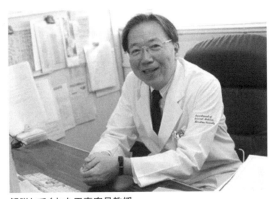

解説してくれた田妻客員教授

名医がやさしく解説

患者さんと医療者の
あり方の理想像をめざして
——医療現場を読み解く視線

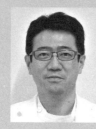

広島大学病院　医療安全管理部
伊藤 英樹 教授・部長

いとう・ひでき。1996年金沢大学医学部卒。滋賀医科大学付属病院などで循環器内科医として勤務。2017年滋賀医科大学、医療安全管理部准教授。2019年8月より現職。

医療の現場では、医療ミスを未然に防ぐために多くの医療スタッフが日頃から尽力しているが、患者と医療者との"見えない垣根"により、最適な医療が行われない場合も残念ながら少なからずある。循環器内科医として20年の経験を持つベテラン医師の広島大学医療安全管理部の伊藤英樹部長に、医療の現場を見守る立場として患者と医療者の理想的なあり方について話を伺った。

医療ミスを拾い上げ検証する

　私は循環器内科で20年の臨床をさせてもらい、これまでの患者さんとのコミュニケーションの中で、考えさせられたり気をつかうこともありました。現在、医療安全管理部での仕事も3年が経ちましたが、この仕事は、医療者と患者

さんの関係を俯瞰しながら、客観的に見ることができる立場です。

　私たちの部門では、院内の各部門を回って安全な医療が提供できているかを確認・指導するだけでなく、現場で医療に関する何らかの手違いがあり、想定していた医療の流れから逸脱した場合、自主的な報告レポートを上げてもらいます。こうした報告レポートが多い施設では、医療安全文化が醸成していると考えられています。

　当院では、法律上の求められた要件を満たすことで、国内に約80施設ある特定機能病院のうちの一つとして、幅広い診療の提供が認められています。要件には、私のような医療安全管理の専従医師を配置することや、病院で新しい治療を導入する際にプロセスを明確にすることなど、厳格な基準が設けられています。そのほか、厚生労働省中国四国厚生局の立ち入り検査への対応や、医療評価機構や医療事故調査制度などへの報告など業務は多岐に渡ります。

オンリーワンの医療が求められて

　現在は人生100年時代といわれ、平均寿命が女性87歳・男性81歳程度となり高齢化が進む中でも、がんもコントロールがかなり可能な病気となりました。

　昨今の医療技術の進歩は目覚ましく、医療の進歩をけん引する医師もいますが、新しい治療を導入すると、最初は治療成績の停滞が問題になることもあります。何事もチャレンジする際には失敗はつきものですが、医療においては、どんなときでも患者さんの安全が最優先に求められます。医療の進歩を推進しつつ、いかに安全な医療を提供できるかが、今、求められています。

　こうした中で、患者さんと医療者の歯車はとても大切です。インターネットの普及により、患者さんが治療法や薬などをすべて調べられる時代になり、患者さんの知識量は確実に増えています。そんな中、治療法を決める上ではインフォームド・コンセント(説明と同意)は欠かせません。

　例えば、同じ疾患を持つ患者さんが10人いたとしても、全員に同じ治療を行うことができるかというと、決してそうではありません。医療現場では、エ

ビデンス(根拠)に基づいて「この治療がベストだ」と提供することが医療者の役目です。患者さんの背景は一人ひとりで異なるため、すべてオンリーワンの対応となりますが、「娘の結婚式があるから早く退院したい」などと患者さんの思いが優先されると、最適な治療法が選ばれない状況になることも稀にあります。患者さんには治療を最優先に考えてもらうことが医師としては理想ですが、ご自身の人生も大切なため、そのあたりの歩み寄りも時には必要です。

医療者が「安全な医療を提供する」という大前提になんら変わりはありませんが、単に、外来で検査して伝えるだけでは患者さんからの信頼は得られません。患者さんは「自分にどれだけ親身になってくれるか」を重視しています。患者さんの目をみつめて「気持ちはどう?」「落ち着いた?」など、些細なひと言でも大切にしながら良好な関係を築いて、オンリーワンの医療を提供していくことが医療者の役目です。

現場でのオンリーワン対応には限界もある

しかし、ある程度イメージに沿いながら治療の流れの枠組みを作る中で、まったくの想定外の行動をされる患者さんもおられます。自分の理想とする治療に固持し、どれだけ説明しても分かっていただけないことがあります。結果にもよりますが、後でクレーム(苦情)が出ることも少なくありません。

例えば、正当な医療を提供していても、患者さんの評価が低く言われのないことを言われることも稀にあります。これは、医療の質が劣っていることとは別の問題です。一方、両者に良好なコミュニケーションがあると、クレームにまで及ぶことなく良質な医療が育まれていくのではないでしょうか。

しかし、何とか誠心誠意にオンリーワンの対応をしようとして一人ひとりの診療に時間がかかりすぎると、他の患者にしわ寄せがいくというジレンマが生じてきます。ここで患者さんにも感じてほしいのが、「医療者は身も心も擦り切れる寸前の状態で診療している」現実があるということです。そうした背景を知り、医師が伝えようとしていることを感じていただけるだけでも、結果が変

わってくると思います。

想定外の事態にも柔軟に対応する

現在の医療界では、例えば、合併症が起こった場合にそうした1％の理想通りにいかなかった症例に注目するだけではなく、良い方向に向かっている99％に着目し、その他の1％をゼロに近づけていこうという動きがあります。

この逸脱が起こるかどうかのところで、想像していた結果と実際の結果の差に気が付くことができる感性を持つ医師は、良い医師になれるといわれています。医療の安全圏から落ち度があった箇所だけを見るのではなく、普段の流れや成功例と比べて、この理由を探る動きが出てきています。

気になることは素直に伝えよう

医療者を目の前にすると、思っていることを言いにくいという患者さんは多いと思います。そのような場合は、日頃からメモをして持ってきてくださるだけでも、お互いの意思疎通がスムーズになります。また、メールなどを活用することも有効な場合もあります。

決して上からではなく、逆に下手に出るのでもなく、医療者が各々の患者さんに求めるものも率直に伝えていけたらいいと思います。その結果、お互いが完治に向かって足並みが揃えばよいのです。

患者さんに加えて、そのご家族と医療者とのやりとりが目に見えるコミュニケーション手帳などがあると、お互いの記録が残り、コミュニケーションがスムーズになって治療成績も向上すると思います。お互いが伝え合い、信頼関係を深めることで、患者さんへ最適な医療が提供できると思っています。

私は現在、当院で医療安全を推進する立場ですが、さまざまな機関の協力を得ながら安全推進活動のチーム体制を築いていく中で、このような取り組みを構築していけたらいいと考えています。

【医療情報取材チーム】

井川 樹	桂 寿美江	中川泰子
中谷奈奈	入江太日利	野村恵利子
石田美由紀	西本 恵	平光 穣
やまもとのりこ	五庵保典	岡崎英子
廣段 武		

装　　　幀／スタジオ ギブ
本文ＤＴＰ／濵先貴之(M-ARTS)
図　　　版／岡本善弘(アルフォンス)
イラスト(カバー・本文)／コバ ユキコ
編　　　集／石浜圭太
編 集 協 力／橋口 環　本永鈴枝　竹島規子

＊本書の編集にあたり、医師および病院関係者の皆さまから多
　大なるご協力をいただきました。お礼を申し上げます。
＊医療評価ガイドシリーズを引き続き発行していく予定ですの
　で、ご意見、ご要望がありましたら、編集部あてにハガキお
　よび南々社ホームページにお寄せください。

迷ったときの医者選び 広島 ── がん診療編

2019年12月5日　初版　第1刷

編　著／医療評価ガイド編集部
発行者／西元俊典
発行所／有限会社 南々社
　　　　〒732-0048　広島市東区山根町27-2
　　　　TEL.082-261-8243　FAX.082-261-8647
　　　　振替 01330-0-62498
印刷製本所／株式会社 シナノ パブリッシング プレス

＊定価はカバーに表示してあります。
　落丁・乱丁本は送料小社負担でお取り替えいたします。
　小社あてにお送りください。
　本書の無断複写・複製・転載を禁じます。
©Nannansha,2019 Printed in Japan
ISBN978-4-86489-105-9